Vida antiinflamatoria

CLÀUDIA
LLOPIS
VILALTA

Vida antiinflamatoria

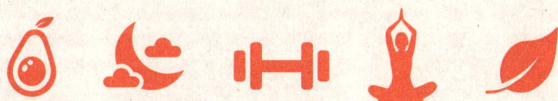

Descubre los
cinco hábitos esenciales
para recuperar tu salud
y llenarte de energía

zenith

Obra editada en colaboración con Editorial Planeta - España

© Claudia Llopis, 2025
https://alimentacionantiinflamatoria.com

© de la maquetación interior: sacajugo.com
© de las ilustraciones del interior: freepik.es

© 2025, Editorial Planeta, S. A. - Barcelona, España

Derechos reservados

© 2025, Ediciones Culturales Paidós, S.A. de C.V.
Bajo el sello editorial ZENITH M.R.
Avenida Presidente Masarik núm. 111,
Piso 2, Polanco V Sección, Miguel Hidalgo
C.P. 11560, Ciudad de México
www.planetadelibros.com.mx
www.paidos.com.mx

Primera edición impresa en España: febrero de 2025
ISBN: 978-84-08-29110-7

Primera edición impresa en México: septiembre de 2025
ISBN: 978-607-639-060-3

Este libro debe interpretarse como un volumen de referencia. La información que contiene está pensada para ayudarte a tomar decisiones adecuadas respecto a tu salud y bienestar. Ahora bien, si sospechas que tienes algún problema médico o de otra índole, la autora y la editorial te recomiendan que consultes a un profesional.

Impreso en los talleres de Litográfica Ingramex, S.A. de C.V.
Centeno núm. 162-1, colonia Granjas Esmeralda, Ciudad de México
Impreso en México – *Printed in Mexico*

*A mis padres, Albert y Montserrat,
y a mi marido, Víctor, por apoyarme, respetarme,
animarme y acompañarme en las diferentes
etapas y momentos de la vida.*

ÍNDICE

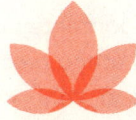

PRÓLOGO
por Marc Vergés

La primera vez que vi a Clàudia en mi consulta me transmitió dos cosas, ternura y determinación, y empaticé con ella de forma instantánea. Al preguntarle por qué había decidido conocerme, me explicó que había descubierto mi curso sobre el protocolo autoinmune y quería personalizar su tratamiento. Su historia y bagaje personal en salud eran muy similares a los míos: desde temprana edad había sufrido alteraciones en su sistema inmunitario y, al igual que yo en su momento, nadie le había explicado todo lo que se puede y se debe hacer cuando se recibe el diagnóstico de una enfermedad autoinmune. Durante la primera consulta, sus ojos, aún más grandes y brillantes de lo habitual, reflejaban una atención plena y un deseo de aprender que resultaban muy motivadores.

No tuve ninguna duda de que Clàudia sería una paciente con la actitud y la predisposición necesarias para mejorar su calidad de vida. Había estado siguiendo una alimentación estándar, llena de errores nutricionales y epigenéticos, y estaba claro que su progreso sería notable. No todo el mundo es capaz de implementar cambios en su estilo de vida y alimentación, pero Clàudia sí lo era.

En la siguiente visita, se confirmaron mis sospechas: la mejora fue evidente. Sin que yo le dijera nada, su sonrisa iluminó la consulta y su energía había cambiado por completo. Desprendía una fuerza positiva y renovada, algo que era completamente notable. En ese momento, mi profesión cobró todo el sentido y valió cada esfuerzo. Sin embargo, mi relación con Clàudia no terminó ahí.

Tuve el privilegio de compartir más momentos con ella, esta vez como su profesor de dietoterapia y suplementación integrativa. Como alumna, mantuvo la misma energía y deseo de aprender que había demostrado como paciente. Su interés y sus excelentes resultados académicos eran el reflejo y la consecuencia de ello.

Por todo esto, me siento profundamente agradecido y honrado de poder aportar mi pequeño granito de arena a este excelente libro. Este trabajo es una auténtica joya para «biohackear» la salud en general y el sistema inmunitario en particular. Es una guía excepcional que, sin duda, ayudará a muchas personas a recuperar su salud y, lo más importante, a mantenerla.

Se nota su habilidad para comunicarse, ya que el libro es muy fácil de leer para cualquier persona, pero con un rigor científico que aborda, punto por punto, los temas más relevantes para la salud.

Estoy convencido de que este libro no pasará desapercibido y tendrá un largo recorrido. Para mí es un orgullo haber acompañado a Clàudia en su transformación personal y profesional. Estoy seguro de que nuestras vidas se irán cruzando nuevamente a lo largo de nuestro camino, pues compartimos el mismo ikigai.

MARC VERGÉS

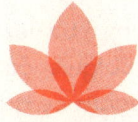

INTRODUCCIÓN

¿Cómo eres capaz de hacer tantas cosas? Esta es la pregunta que me ha llevado a escribir este libro. La verdad es que muchas veces ni yo misma lo sé, saco fuerzas de debajo de las piedras, pero lo que sí tengo claro es que esta energía no la he tenido siempre, al contrario.

Durante muchos años he vivido «arrastrada», cansada, y fue a raíz de mi cambio de estilo de vida, debido a otro motivo, que, de rebote, noté este subidón de energía y muchas personas de mi alrededor, que me conocen muy de cerca o no tanto, lo han notado.

¿Sabías que el cansancio es una de las causas más frecuentes de visita al médico de cabecera?

¿Y te has planteado que muchas veces solo buscamos parches para eliminar este cansancio y hacer más y producir más?

Este libro no está pensado para que te conviertas en una *superwoman* y puedas llegar a todo. Se trata, más bien, de ganar energía vital para poder disfrutar más de la vida, de los tuyos, para poder hacer más planes que te llenen y que no te pierdas nada que te apetezca por culpa del cansancio.

Ahora sí, empezamos

Soy Clàudia y me gustaría, en primer lugar, agradecerte de corazón que tengas este libro en las manos. Ahora mismo estás a punto de empezar un camino de no retorno. No se trata de que cambies tu desayuno o de que te tomes un suplemento milagroso; lo que te voy a proponer en las siguientes páginas va a suponer un antes y un después en tu vida.

Seguramente llevas mucho tiempo «cansada de estar cansada», soñando con sentirte mejor, con más energía, ¡con ganas de hacer cosas! Pues déjame decirte que el simple hecho de que hayas comenzado a leer estas líneas ya significa que estás en el camino de ese cambio. No sabes lo feliz que me hace y lo agradecida que me siento por que hayas confiado en mí para que pueda ayudarte con mi experiencia.

Quizá me conozcas de Instagram, o tal vez te han hablado de este libro, o has leído la contraportada. En cualquier caso, deja que me presente y que te cuente mi historia... ¡Estoy segura de que te sentirás muy identificada con mucho de lo que te voy a explicar!

Mi historia

Soy Clàudia Llopis, nací el 30 de octubre de 1992 en Vilassar de Mar. A los siete años me diagnosticaron artritis reumatoide, una enfermedad autoinmune que afecta a las articulaciones mayoritariamente. Recuerdo que todo empezó un 26 de diciembre. En Catalunya se celebra el día de Sant Esteve y me empezó a doler un pie; además, tenía fiebre muy alta, por lo que ingresé en el Hospital de Sant Pau de Barcelona. Recuerdo que aquel año los reyes me visitaron en el hospital, e incluso salí en el *Telenotícies* de TV3 por aquel acontecimiento. La situación se alargaba; no recuerdo exactamente mis sensaciones, pero sí que incluso empecé a ir al «cole» del hospital algunos días. Me hacían muchas pruebas, me cambiaban la medicación, hablaban con mis padres..., pero no sabían exactamente qué me pasaba.

En mi familia no había antecedentes de enfermedades reumáticas ni habíamos visitado ningún país exótico, ni estado en contacto con animales o plantas raras... Llevábamos una vida muy normal: colegio, deporte varios días a la semana, precisamente gimnasia artística, uno de los deportes en los que más flexibilidad se necesita. Tenía todas las cualidades para llegar lejos en este deporte, me encantaba y era la típica niña pequeñita y superflexible, siempre estaba haciendo el pino, el puente, la rueda..., todo lo que se pudiera. Incluso la Associació de Gimnàstica Artística de Vilassar de Mar, que en 2004 llevó a dos gimnastas a las Olimpiadas de Atenas, habló con mis padres para que me quedara todos los días media hora más para entrenar con «las grandes» y de esta forma progresar con mis entrenos. Poco duraron esos entrenamientos extras, ya que aquellas navidades supusieron un antes y un después en mi vida.

El diagnóstico

Después de cuarenta días en el hospital, regresamos por fin a casa con «buenas noticias», teníamos al menos un diagnóstico: artritis idiopática juvenil. En el año 2000 internet no estaba tan extendido ni se podía encontrar en un teléfono la cantidad de información que tenemos ahora. Yo me quedé un poco igual, tenía solamente siete años y no era consciente de lo que me pasaba ni de lo que significaba un diagnóstico de enfermedad crónica en una niña tan pequeña.

Otro de los puntos que muchas veces sorprenden es el hecho de decir «no recuerdo lo que es no tener dolor», hace tantos años que vivo con él que pienso que toda mi vida ha sido así, pero cuando recuerdo todo lo que hacía antes del diagnóstico veo claramente que hasta los siete años no tenía dolor, aunque no consigo recordar cómo me sentía yo en aquel cuerpo.

Los principios de las enfermedades autoinmunes siempre son muy complicados, ya que la mayoría de las veces cursan por brotes; por tanto, hasta que no conoces tu enfermedad y tu cuerpo, esta se convierte en algo «incontrolable». Muchas veces, sin que sepas por qué, hay algún disparador que hace que tu cuerpo se rebele y se vuelva incontrolable. Con los años, lo vas conociendo y sabes cuáles pueden ser los posibles detonantes de un brote: un cambio brusco de tiempo, el estrés, algún virus/bacteria/parásito, un disgusto, una situación personal complicada…, pero al principio todo es nuevo.

Recuerdo el momento en que volví a la escuela y entré en clase; todos los niños y niñas estaban callados mirándome y diciéndome «hola». Evidentemente, ya les habían dicho que estaba enferma y que no me agobiaran a mi vuelta, que tenían que ser amables y ayudarme. La verdad es que durante la primaria tuve mucha suerte con el centro escolar en el que estaba, con los profesores y con los compañeros de clase. Recuerdo a las profesoras visitándome en el hospital, en casa, llevándome peluches y postales firmadas por todos los compañeros; también recuerdo a mi grupo más cercano de amigas viniendo al hospital o en casa, adaptando los juegos y ayudándome en todo lo que podían. Calculo que casi me perdí tres cuartas partes de las clases, entre segundo y tercero de primaria. Me habría tocado repetir, pero vieron más beneficioso para mí que siguiera con mi clase y propusieron a mis padres que me llevaran a un profesor particular para poder llevar el ritmo de mis compañeros, y así lo hicimos. Estoy eternamente agradecida por haber podido seguir con mi clase y el apoyo incondicional de mi mejor amiga.

Second round

Aquella primavera y aquel verano no nos trajeron paz ni tranquilidad; tuve un nuevo brote. ¿El cambio de estación? Nadie lo sabe exactamente, pero sí es verdad que cuando peor me encuentro, incluso ahora que estoy mucho mejor, es en las estaciones de primavera y verano. Las altas temperaturas y la humedad (al vivir en un pueblo de costa) juegan en mi contra. He hablado con muchas personas y la mitad me dicen que lo pasan peor con el frío; incluso he leído estudios que van en esa dirección, pues tiene como más sentido estar peor con el frío en caso de artritis, pero en mi caso es totalmente al contrario: amo el frío y detesto el calor. Incluso cuando vamos de vacaciones intentamos que no sea a sitios ni de calor ni con humedad extrema.

La cuestión es que me encontré fatal, volví a ingresar en el hospital, esta vez en Can Ruti, Badalona. Estaba más cerca de casa y la logística también era más sencilla para mis padres. Allí entré estirada en una camilla sin poder levantarme por culpa de un aplastamiento vertebral debido a una descalificación causada por las grandes cantidades de cortisona. Hago paréntesis: en estos dos hospitales nadie nos comentó nada de la alimentación, ni suplementos ni nada..., y la comida ya os la podéis imaginar, no hacen falta comentarios. Allí pude comprobar los efectos secundarios de esta maldita cortisona: descalcificación, retraso en el crecimiento, pérdida de cabello, acné, hinchazón brutal en la cara (no era yo, no era mi cara) y un largo etcétera.

Después de más de un mes totalmente tumbada en cama sin poder levantarme ni para comer, ni para beber, ni para pintar, para nada..., consiguieron sentarme en la camilla. Aquel momento sí lo recuerdo, no me lo podía creer. Recuerdo volver a casa sin poder andar, pero al menos podía comer sentada. Cada día iba a rehabilitación varias horas; la mayoría de las personas que estaban en la sala eran mucho mayores que yo, y había alguna persona joven que había sufrido algún accidente.

Reaprender a caminar

Después vino el paso más importante, aprender otra vez a caminar. Había perdido mucha masa muscular, y recuerdo que el primer día me puse de pie entre las dos barras para sostenerme con los brazos mientras una persona me aguantaba por detrás para que no me cayera. Y así, poco a poco, cada día un poquito más, hasta que conseguí volver a caminar; las escaleras ya las dejamos para más adelante.

Después de este otro gran bache, por suerte no he vuelto a pisar un hospital, y espero que así sea por mucho tiempo más. Después de esto, tocaba la parte más «mental», volver otra vez al colegio y ser una niña «normal», aunque nunca volvería a ser la misma, no podía seguir el ritmo de mis compañeros de clase, no podía hacer las clases de educación física, siempre tenía que ir con mis medicamentos, si se me caía un boli al suelo, alguien me lo tenía que recoger... Clàudia se convirtió en una niña diferente a sus compañeros.

Entonces, con doce años y siendo esa niña diferente, me tocó entrar al instituto: sitio nuevo, profesores nuevos, compañeros nuevos. No me conocían, no conocían mis dificultades, solo veían a una niña bastante más pequeña de lo normal (143 centímetros) y que no podía hacer gimnasia.

La negación

Aquí empezó la fase de negación: ¿por qué a mí? *Fase de negación* es un término utilizado en psicología y psiquiatría para describir una etapa emocional y cognitiva que algunas personas experimentan cuando se enfrentan a una enfermedad grave, una pérdida significativa u otro evento estresante en sus vidas. Durante esta fase, las personas pueden tener dificultades para aceptar la realidad de la situación y pueden negar o minimizar la gravedad de lo que está sucediendo. Es importante tener en cuenta que la fase de negación no es necesariamente una respuesta irracional o poco saludable. Es una parte natural del proceso de adaptación emocional a situaciones difíciles. Creo que es totalmente normal pasar por este proceso cuando hablamos de enfermedades crónicas. Como era tan pequeña cuando recibí el diagnóstico, no pasé por esta fase; fue en la adolescencia cuando vi que la artritis reumatoide no tenía cura, que me iba a acompañar toda la vida. Llevaba mi cuerpo al límite intentando hacer lo mismo que mis amigas, estudiando, saliendo de fiesta hasta tarde, comiendo de todo (en cuanto a esto, desconocía que no me iba bien), mientras que otras cosas sí las habría podido hacer, pero mi mente pensaba... Tú eres más fuerte que tu enfermedad y puedes con todo. Recuerdo que me encontraba superfatigada, que no podía ponerme los calcetines y los zapatos sola y que tenía grandes dificultades para subir las escaleras que me llevaban a mi clase de bachillerato.

Pasé toda esta época como pude, y después, cuando entré en la universidad, di otro paso más hacia delante. Ah, se me olvidaba: todo este tiempo estuve muy medicada, con antiinflamatorios, cortisona y metotrexato. Este último es un medicamento muy fuerte que la mayoría de las veces se administra con una inyección intramuscular. En mi caso, primero íbamos cada semana a que me lo pusiera una enfermera; después vimos que esto era un impedimento para mí y mi familia cuando, por ejemplo, queríamos ir de vacaciones, así que mi madre se armó de valor y empezó a administrármelo ella. Luego, cuando ya tenía unos veinte años, empezó a ser un problema para mí, para irme de vacaciones con mi novio, con mis amigas, porque siempre tenía que coordinarme para estar un día concreto de la semana en casa para pincharme. Se trata de un medicamento que debe ponerse siempre el mismo día y que obliga a tener ciertos cuidados, como no beber alcohol ni tomar el sol las veinticuatro horas siguientes.

Además, lo pasaba muy mal cuando me lo administraban: mareos, náuseas..., era un mal trago cada semana. Mis padres me propusieron ir a un psicólogo para ver si podíamos solucionar este mal rato semanal.

La aceptación

La sorpresa fue cuando me dijo el primer día que terminaría las sesiones pinchándome yo misma. ¿Quééééée? Mi cara fue un mapa, y pensé: «Vaya flipado, qué dice». Fui a algunas sesiones más siguiendo sus pautas y la verdad es que bajé el nivel de mal rato que pasaba. Cuando llegué a una de las últimas sesiones, vi que encima de la mesa había una jeringa vacía, y me dijo: «Venga, ahora levántate la camiseta (me ponían las inyecciones en la tripa por comodidad) y pínchate». ¿Hola? No tuve tiempo de ponerme nerviosa ni de pensarlo, lo hice, a la primera, directa, sin miedo. Y a partir de aquel día yo misma me administré el medicamento. Estas sesiones también me sirvieron para hacer el traspaso de «LA MOCHILA». Hasta aquel momento la habían llevado mis padres, era normal, era pequeña, no me tocaba a mí, pero a los veinte años, cuando este profesional me hizo ver que la enfermedad me acompañaría toda la vida y que era mejor hacerme amiga de ella..., cogí esta gran mochila, la sopesé y dije: «Pesa mucho, pero no tienes más remedio que cargarla a la espalda y tirar adelante».

La fase final de aceptación es una etapa importante en el proceso de adaptación a una enfermedad crónica. Después de pasar por las otras fases —la negación, la ira, la negociación y la tristeza—, muchas personas llegan a un punto en el que aceptan la realidad de su situación.

La aceptación implica reconocer y aceptar los hechos de la enfermedad, incluyendo su gravedad, los cambios que puede traer a la vida diaria y las limitaciones que puede imponer. Esto no significa resignarse o rendirse ante la enfermedad, sino más bien adoptar una actitud realista, adaptativa, y tomar las riendas de la situación, en vez de dejar que lo haga esta.

La aceptación me dio un sentimiento de paz interior y de liberación de la lucha constante contra la realidad que había llevado durante muchos años. Desde este otro punto puedes enfocarte en vivir lo mejor posible con la enfermedad, buscar tratamientos adecuados, hacer cambios en el estilo de vida si es necesario y encontrar formas de mantener una buena calidad de vida.

Es importante tener en cuenta que la aceptación no significa necesariamente estar feliz o contento con la situación, sino más bien reconocer y aprender a vivir con ella de la mejor manera posible.

El de los chupitos de agua de mar

Luego pasé unos cuatro años bastante estable; seguí medicándome, comiendo de todo, sin hacer deporte y estudiando mucho, pero la verdad es que tenía bastante controlados los brotes. Es verdad que a nivel emocional fue una etapa muy estable, muy centrada en los estudios y en la que ya no había tantas fiestas ni trasnochadas.

A los seis meses de graduarme en Publicidad y Relaciones Públicas me independicé con mi pareja, y este fue otro punto de inflexión, pues a la mochila de la enfermedad se sumó que también llevaba la mochila de la casa. Iba a hacer la compra, hacía todas las comidas, y fue entonces cuando empecé a interesarme un poco por la comida saludable. También influyó un compañero de trabajo que nos iba dejando indirectas sobre el azúcar, la comida basura, el microondas..., que yo durante mucho tiempo no entendí. Además, decía que cada mañana se tomaba un chupito de agua de mar —¿en serio?—, y si veía que tenías un poquito de tos, te preparaba una infusión de jengibre en cinco minutos. Con los años he entendido por completo sus mensajes, pero, tal y como dice el refrán, «el maestro llega cuando el alumno está preparado».

La verdad es que durante aquel tiempo mejoré un poco, empecé a comer aguacate, chía, *shiitake,* pero sin saber muy bien por qué, solo por haber leído algunos artículos y por la influencia de lo que nos iba contando ese compañero, porque yo siempre pensaba «mira qué tranquilo está, qué buena cara», y por edad podía ser mi padre. Empecé también a seguir cuentas de Instagram de comida saludable y a comprar algún libro de «superalimentos». Tuve la suerte de que mi pareja también se empezó a interesar por este nuevo estilo de alimentación, y los dos poco a poco incorporamos nuevos alimentos y descartamos otros. De todos modos, yo seguí comiendo gluten, lácteos, solanáceas, etcétera, ya que desconocía totalmente el papel que podían tener en mi cuerpo.

El clic

Hasta que un día me llegó una *newsletter* de Soy Como Como en cuyo asunto ponía: «Si tienes una enfermedad autoinmune, esto te interesa». Ah, ostras, ¡¡¡esto es para mí!!! Entonces abrí el *email* bastante incrédula y vi que existía el protocolo autoinmune o dieta AIP, que era especial para ayudar a revertir los síntomas de estas enfermedades. Empecé a investigar un poco más y encontré bastante información en páginas de Estados Unidos, pero parecía que aún no había llegado demasiado a Europa.

Vi que el protocolo proponía retirar muchos alimentos que yo consumía de forma habitual, y claro que me daba respeto hacerlo por mi cuenta. Además, en ese momento yo estaba tomando medicación. Ofrecían un curso de algunas semanas para aplicar el protocolo, pero no lo vi claro, así que busqué a la persona que impartía el curso (Marc Vergés —te sonará del prólogo—) y pedí cita en su consulta de Barcelona. Las semanas de espera hasta la consulta se hicieron eternas, pero no quería empezar nada por mi cuenta sin contar con la ayuda y el seguimiento de un profesional, y si pudiera ser con una analítica que lo avalara, mucho mejor.

Llegó por fin el día de la visita y salí de allí con una pauta de alimentación bastante estricta y unos suplementos. Mi mente procesó poco a poco toda la información y decidí introducir los cambios progresivamente: la primera semana solo modifiqué los desayunos; la segunda, desayunos y comidas, y ya la última, todo completo. También empecé a tomar suplementos. ¿Cuál fue mi sorpresa?

Al cabo de poco tiempo, entre quince y veinte días, mi cuerpo empezó a cambiar. Notaba una sensación rara en los dedos de las manos, las rodillas y la barriga. ¡Una supersorpresa! Ya no me tenía que desabrochar el botón del pantalón después de comer y se terminaron los dolores de barriga después de cenar pescado al horno con patatas y una fruta de postre. Sí, llegó un punto en que esto último me provocaba mucho dolor de estómago y una gran distensión abdominal. Además, los dedos de mis manos empezaron a desinflamarse y pude entrecruzarlos después de más de quince años sin poder hacerlo. Aquello era muy fuerte, claramente era el camino; lo que no sabía en aquel momento era que el camino era tan largo y justo estaba en la casilla de salida. Paralelamente fueron desapareciendo otros síntomas que ni siquiera veía como anormales: sueño y cansancio después de las comidas, niebla mental y dolor de cabeza, cansancio extremo... Mis niveles de energía empezaron a subir.

Y lo mejor es compartirlo

Mi pasión por la comunicación me había llevado a abrir un perfil en Instagram, donde estuve un tiempo colgando fotos de comida. Incluso me había comprado un nuevo objetivo para hacer fotos gastronómicas y siempre sacaba un momento para colgar algo, aunque la verdad es que pasaban bastante desapercibidas. Un día colgaba unos *nigiri*, el otro unos macarrones y el siguiente una mona de Pascua.

Y fue entonces cuando lo vi claro: «Tengo que contar mi experiencia al mismo tiempo que la vivo, y las fotos van a ser de mis nuevos platos; no habrá magdalenas, ni gazpacho, ni pasteles con nata. Habrá yogures de coco, panes de sarraceno, *pancakes,* pollo a la plancha y cúrcuma *latte*».

Sabía qué tenía que contar y quién era mi público: otras personas con enfermedades autoinmunes que quizá no hubieran descubierto este otro camino, o personas que ya estuvieran en el camino, pero que tuvieran mil dudas como yo. En aquellos momentos no era tan fácil encontrar pan 100 % de sarraceno, *kuzu, umeboshi,* y hacer unas galletas aptas en la primera fase del protocolo autoinmune.

Empezar a contarlo fue como descargar una gran mochila que no sabía que llevaba. Mucha gente que me conocía ni siquiera sabía que tenía artritis, otras personas me conocieron y enseguida se pusieron en contacto conmigo para aprender más del proceso y saber cómo empezarlo, y así yo también tuve la oportunidad de conocer a otras personas que desayunaban boniato, que se llevaban su pan en el bolso cuando iban a un restaurante o que facturaban una maleta llena de comida cuando iban de viaje.

Un paso más

De forma totalmente inconsciente me empecé a formar por mi cuenta a través de libros, cursos, *webinars*..., hasta que un día vi claramente que quería un título oficial que acreditara todo este conocimiento, que me permitiera divulgar más y mejor todo el conocimiento de base. Por eso me decidí a estudiar el Ciclo Formativo de Grado Superior en Dietética con Enfoque Ecológico en el Instituto Roger de Llúria de Barcelona. Esta formación me ha dado una base muy importante de cómo funciona nuestro organismo, de las enfermedades más comunes que nos podemos encontrar y de cómo aplicar una dietoterapia adecuada. Incluso la primera persona que me ayudó con el cambio de estilo de vida fue mi profesor en el ciclo y he podido realizar parte de las prácticas como dietista con él. Durante estos años he hecho varios cursos específicos de suplementación para patologías autoinmunes, microbiota, sistema digestivo, interpretación de analíticas y sobre cómo aplicar el protocolo autoinmune en profundidad.

Pero, Clàudia..., ¿este libro es para mí?

A estas alturas, quizá te estés preguntando si este libro está dirigido solamente a personas con alguna enfermedad como la mía, y la respuesta es rotundamente no. Mi experiencia personal fue la que me llevó a investigar y a buscar soluciones, hasta descubrir unos hábitos que me han devuelto las ganas de vivir. Pero esos hábitos funcionarán igualmente para ti, sea cual sea tu circunstancia. Porque un estilo de vida antiinflamatorio es básico para promover la salud de nuestro cuerpo y tener un buen envejecimiento o, como se llama ahora, un *smartaging*.

El concepto de *smartaging* se refiere a envejecer de manera inteligente y saludable, utilizando la tecnología, el conocimiento científico y un enfoque proactivo para mantener la salud y el bienestar a medida que envejecemos. Un estilo de vida antiinflamatorio es fundamental para este envejecimiento saludable, ya que la inflamación crónica de bajo grado es un factor clave en muchas enfermedades relacionadas con la edad y puede afectar negativamente a la calidad de vida a medida que envejecemos.

Aquí hay algunas razones por las cuales llevar un estilo de vida antiinflamatorio es importante y beneficioso para ti:

→ **Reducción del riesgo de enfermedades crónicas:** la inflamación crónica puede contribuir al desarrollo de enfermedades cardiacas, diabetes tipo 2, obesidad, enfermedades neurodegenerativas y cáncer.

→ **Mejora de la salud cardiovascular:** la inflamación crónica puede dañar las arterias y contribuir al desarrollo de la aterosclerosis, que es un factor de riesgo importante para las enfermedades del corazón.

→ **Sistema inmunitario fuerte:** un sistema inmunitario debilitado aumenta el riesgo de infecciones y enfermedades. Ya lo vimos durante la pandemia. Cuanto mejor estado físico tenía la persona, mejor era el pronóstico de evolución de la enfermedad.

→ **Mejora de la salud digestiva:** ¿cuántas personas conoces que tienen malas digestiones, gases, estreñimiento, intolerancias...? Un estilo de vida antiinflamatorio ayuda a reducir la inflamación en el tracto gastrointestinal y a mejorar la salud digestiva.

En todos estos años no me he encontrado con ningún caso de persona que, habiendo seguido estos hábitos antiinflamatorios, haya empeorado. Es un tipo de estilo de vida apto para toda la familia, evidentemente, adaptado a cada uno. No tendrá la misma alimentación un niño de cinco años que un anciano de ochenta. Pero los dos pueden seguir perfectamente un estilo de vida antiinflamatorio adaptado a sus requerimientos energéticos y necesidades.

Un libro práctico para pasar a la acción

Este libro es diferente; no es el típico libro sobre inflamación con cuatro consejos para mejorar, va mucho más allá. Este libro va a abrirte las puertas a un nuevo estilo de vida antiinflamatorio que te hará subir al máximo tus niveles de energía. Te presentaré de primera mano a los malos de la película, esos ladrones de tu energía diaria a los que seguramente no conoces, pero que te están boicoteando todos los días.

¿Y desde qué punto de vista lo he planteado? Desde el punto de vista de mi experiencia, de cómo yo, con una enfermedad autoinmune e inflamatoria desde los siete años, he conseguido revertirla en casi su totalidad y tener unos niveles de energía que me han llevado a poder hacer todo lo que me propongo sin que mi enfermedad sea un impedimento.

El sistema que llevo aplicando estos últimos años es muy visual y práctico. Lo he plasmado como si nuestros cambios se produjeran a partir de una flor de loto y sus cinco pétalos o pilares más importantes, para que sea fácil de recordar y aplicar. Más adelante te lo voy a contar con el máximo de detalle posible, no te preocupes.

A lo largo de los siguientes capítulos te explicaré, paso a paso y de forma muy sencilla, cómo puedes implementar en tu vida estos hábitos. En primer lugar, te ayudaré a comprender tu cuerpo, a verlo como un sistema holístico y a descubrir todo aquello que le causa inflamación y le roba energía.

Después trabajaremos la motivación y la actitud, lo que yo llamo «hacer el clic». Los hábitos antiinflamatorios no pasan solo por una correcta alimentación, que también. Como habrás aprendido en los primeros capítulos, tu energía y tu bienestar dependen de multitud de factores, y será importante que estés muy motivada para abrazar ese cambio global que te llevará a una nueva vida.

Y, por supuesto, también nos centraremos en la alimentación, para que aprendas a reconocer los alimentos proinflamatorios y los antiinflamatorios, el orden en el que debes tomarlos, trucos para una buena digestión...

Por último, al final del libro te proporcionaré un plan de acción global y algunos ejemplos de rutinas que puedes comenzar a realizar desde hoy mismo.

¿Estás preparada para decir adiós a esos molestos compañeros de viaje, el cansancio y la inflamación, y poner rumbo a tu nueva vida?

Test de inflamación/niveles de energía

Otra pregunta muy frecuente es «Clàudia, ¿cómo puedo saber si estoy inflamada?». Muchas veces llevamos tantos años viviendo así que ya nos hemos «acostumbrando» y normalizado una serie de signos y síntomas de nuestro cuerpo. Por ejemplo, yo pasé muchos años desabrochándome el botón del pantalón después de comer o sin poder llevar pantalones de tiro alto. No fue hasta que hice el cambio de alimentación que vi cómo mi barriga recuperaba su forma original. Yo siempre he sido de constitución delgada y pequeña, pero tenía una tripa que no era proporcional a mi cuerpo. Gracias al cambio de alimentación he notado cómo ha vuelto a su estado natural y he comprendido que no es normal tener que desabrocharse el botón del pantalón después de la comida.

A lo largo de estos años, después de hablar con muchas personas, con profesionales a través de las anamnesis —informe para conocerte a fondo que te hacen en la primera consulta— y formarme he detectado varios puntos que nos pueden indicar que nuestro cuerpo sufre una cierta inflamación y, como consecuencia, una pérdida de energía. Más adelante veremos la relación entre la inflamación de nuestro organismo y una falta de energía vital.

De pequeña, y no tan pequeña, recuerdo abrir aquellas revistas que te hacían test de diez preguntas para saber si sufres —creo que todas hemos caído en la tentación de coger un lápiz y hacerlo, por absurdo que sea—, o ahora, ya de forma digital, test para conocer cómo de bien comes o para saber si descansas correctamente, etcétera. Pues ahora tienes la oportunidad de volver a jugar y hacer el test de veinte preguntas que te propongo a continuación para ver más o menos en qué niveles de inflamación o energía te encuentras.

¡3, 2, 1, tiempo! (Hazlo con calma, no es ninguna carrera, medita bien cada una de las respuestas, quizá haya alguna que te sorprenda...) Te espero después del test con los resultados.

Contesta estas preguntas:

¿Experimentas hinchazón o sensación de hinchazón en alguna parte de tu cuerpo de forma frecuente? (Articulaciones, abdomen...).

◯ Sí   ◯ No   ◯ A veces

¿Tienes problemas recurrentes de digestión, como gases, acidez, reflujo, distensión abdominal o estreñimiento?

◯ Sí   ◯ No   ◯ A veces

¿Sufres de dolores articulares o musculares sin una causa específica aparente?

◯ Sí   ◯ No   ◯ A veces

¿Has notado cambios en tu piel, como enrojecimiento, acné, picazón o erupciones cutáneas?

◯ Sí   ◯ No   ◯ A veces

¿Tienes dificultad para perder peso a pesar de seguir una dieta y hacer ejercicio regularmente? O, al contrario, ¿tienes un bajo peso y no hay manera de recuperarlo?

◯ Sí   ◯ No   ◯ A veces

¿Experimentas fatiga o cansancio constante, incluso después de descansar adecuadamente?

◯ Sí   ◯ No   ◯ A veces

¿Padeces de alergias o sensibilidades alimentarias que antes no tenías?

◯ Sí   ◯ No   ◯ A veces

¿Sufres de dolores de cabeza frecuentes o migrañas?

◯ Sí   ◯ No   ◯ A veces

¿Has notado cambios en tus niveles de energía a lo largo del día, con picos y valles pronunciados? (A media mañana, después de comer, por las tardes...).

◯ Sí   ◯ No   ◯ A veces

¿Necesitas varios cafés o chutes de azúcar para poder pasar el día?

◯ Sí   ◯ No   ◯ A veces

¿Tienes problemas de sueño, como dificultad para conciliar el sueño o te despiertas varias veces durante la noche?

◯ Sí   ◯ No   ◯ A veces

¿Experimentas síntomas de estrés crónico, como irritabilidad, ansiedad o dificultad para concentrarte? Ya sea con tu trabajo, en las relaciones personales...

◯ Sí   ◯ No   ◯ A veces

¿Sufres de problemas respiratorios recurrentes, como congestión nasal, tos crónica o dificultad para respirar?

◯ Sí   ◯ No   ◯ A veces

¿Consumes regularmente alimentos procesados, ricos en azúcares añadidos o grasas saturadas?

◯ Sí   ◯ No   ◯ A veces

¿Tomas medicamentos regularmente para tratar condiciones crónicas, como antiinflamatorios no esteroides (AINE), esteroides o medicamentos para la presión arterial?

◯ Sí   ◯ No   ◯ A veces

Resultados: ◯ Sí   ◯ No   ◯ A veces

→ **Mayoría de «sí»:** si a medida que ibas haciendo el test sentías que estaba describiendo tu día a día, con síntomas que de forma aislada puede que no te digan mucho, pero que si los unes todos tienen un sentido, tranquila, estás en el sitio correcto. En las siguientes páginas vas a entender por qué te pasa y, lo más importante, maneras de recuperar la energía.

→ **Mayoría de «a veces»:** seguramente te has sentido identificada con varios de los síntomas descritos. Es genial ponerle remedio cuanto antes, así que verás cómo aplicando algunos cambios en tu estilo de vida rápidamente puedes *hackear* tu cuerpo para tener más energía y dejar atrás estos síntomas molestos que algunos días te visitan.

→ **Mayoría de «no»:** ¡genial! Esto quiere decir que tus niveles de energía son buenos. De todos modos, siempre recomiendo seguir en general un estilo de vida antiinflamatorio, ya que a medida que envejecemos es más fácil que empiecen a aparecer estos síntomas. Es mucho mejor hacer una buena prevención que esperar y empezar a ponerle solución cuando has pasado una mala temporada.

El cambio de estilo de vida que propongo en el libro está indicado para todas las personas. Es verdad que especialmente a aquellas que tengan enfermedades autoinmunes, problemas digestivos o que realmente sientan una baja energía les vendrán geniales todas las propuestas.

Además, como verás más adelante, serán cambios que irás aplicando poco a poco; no te agobies, no podemos reparar el daño de veinte años en una semana. Es muy importante no agobiarse, no intentar cambiar todo de golpe. Lo que sí tenía claro es que este tenía que ser un libro práctico, que realmente te dé herramientas para ponerlas en práctica y empezar a notar mejoras.

¿Por qué estoy siempre inflamada y cansada?

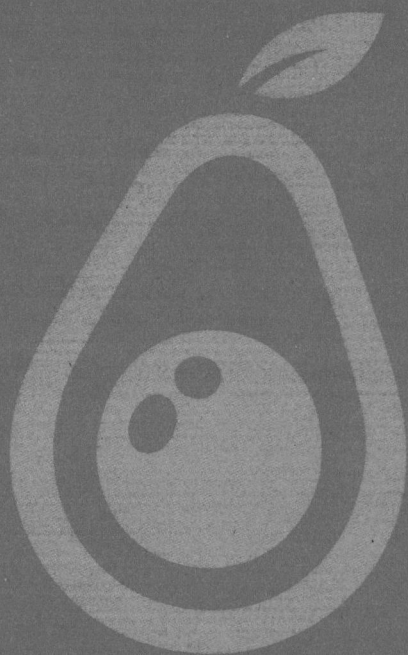

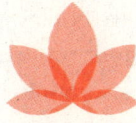

1

EL CUERPO COMO ENTE HOLÍSTICO: TODOS LOS SISTEMAS ESTÁN RELACIONADOS

Si sigues aquí es que quieres mejorar tus niveles de energía y sentirte con ganas de hacer actividades, de disfrutar de todos los momentos de la vida y de compartirlos con tus seres queridos. Es muy importante esta primera parte que te voy a contar. Ya sé que tu deseo de mejorar quizá te haga saltar directamente al plan de acción, pero de verdad que entender primero qué le pasa a nuestro cuerpo hará que los cambios sean luego más fáciles de aplicar y, lo más importante, mantenidos en el tiempo.

En esta primera parte veremos que el cuerpo es un conjunto de sistemas relacionados y que los tenemos que entender como una red interrelacionada, vinculada y con un traspaso de información y comunicación constante entre las distintas partes. También entenderemos de dónde saca la energía nuestro cuerpo; por eso conoceremos las mitocondrias, veremos cómo funcionan y qué necesitan para ir a toda máquina. Por último, abordaremos los pilares básicos que necesitamos aplicar en nuestro día a día si realmente queremos un cambio sustancial en nuestros niveles de energía. Haré un paralelismo con una flor de loto que te ayudará visualmente a tenerlo muy claro en todo momento.

Ya no hay marcha atrás, ya sabes que tus niveles de energía pueden mejorar y que tienes la llave en tus manos. Solo falta que aprendas cómo hacerlo. Tranquila, no tengas prisa, pero no te detengas, no hay más excusas, es momento de pasar a la acción.

***

Una de las preguntas que más me han hecho estos años es «Clàudia, ¿qué tengo que comer para encontrarme mejor?». ¡¡¡Muchas personas esperan recibir una lista de alimentos permitidos y otra lista de alimentos prohibidos, aplicarla y tachán!!! Pero la cosa no va así. Ojalá fuera tan fácil recuperar nuestros niveles de energía solamente consumiendo los alimentos de una lista. Es importante que entiendas que lo que te voy a proponer en las siguientes páginas es un cambio de estilo de vida a diferentes niveles, no solo en el plano de la alimentación. Tienes que entender que tanto nuestro cuerpo como el cambio necesario son holísticos: mente, cuerpo y espíritu.

Decimos que el cuerpo es holístico porque se reconoce que todas sus partes y sistemas están interconectados y son interdependientes, y que el funcionamiento y la salud de una parte del cuerpo pueden afectar a otras partes. La perspectiva holística se basa en la idea de que el cuerpo humano no puede ser entendido solo a través del análisis de sus partes individuales, sino que debe considerarse en su totalidad y en relación con su entorno.

Esta forma de ver el cuerpo reconoce que la salud y el bienestar no son solo el resultado del funcionamiento adecuado de sistemas individuales (como el sistema cardiovascular, el sistema nervioso, etcétera), sino también de cómo estos sistemas interactúan entre sí y cómo el cuerpo se relaciona con factores externos, como el ambiente, la nutrición, el estrés emocional y otros aspectos del estilo de vida.

El enfoque holístico también implica que los aspectos físicos, emocionales, mentales y espirituales de una persona están interconectados y pueden influirse mutuamente. Por lo tanto, cuando hablamos de abordar la salud de manera holística, estamos considerando todos estos aspectos en conjunto y buscando un equilibrio general.

Tras una época marcada por la especialización, la medicina tiende hoy cada vez más a la interdisciplinariedad. Por suerte, cada vez hay más profesionales holísticos que no te miran como un bicho raro cuando les cuentas que cuando cambiaste tu alimentación tus articulaciones empezaron a desinflamarse.

Tenemos que ver el cuerpo humano como un organismo vivo que funciona como un gran sistema unificado en el que todo es más que la suma de sus partes. Actualmente disponemos de profesionales formados en Psiconeuroinmunoendocrinología (PNIE) que tienen en cuenta las vías anatómicas, fisiológicas y bioquímicas que enlazan los sistemas nervioso, endocrino e inmunitario.

¿Cómo se relacionan estos sistemas?

El sistema nervioso recibe y envía información mediante impulsos eléctricos y neurotransmisores. Las neuronas, que son las células principales del sistema nervioso, se comunican entre sí a través de sinapsis, y los neurotransmisores como la dopamina, la serotonina y la acetilcolina juegan roles cruciales en la transmisión de señales. Este sistema es fundamental para la percepción sensorial, la coordinación motora, la regulación de las emociones y la toma de decisiones.

Por otra parte, el sistema endocrino utiliza las hormonas como medio de comunicación. Las glándulas endocrinas, como la hipófisis, la tiroides, el páncreas y las glándulas suprarrenales, liberan hormonas directamente en el torrente sanguíneo. Estas hormonas actúan como mensajeros químicos que regulan diversas funciones corporales, incluyendo el metabolismo, el crecimiento, la reproducción y la respuesta al estrés. Por ejemplo, la insulina regula los niveles de glucosa en la sangre, mientras que la adrenalina prepara al cuerpo para la acción en situaciones de emergencia.

Y, por último, el sistema inmunitario moviliza las células que lo integran por todo el cuerpo. Este sistema está compuesto por una red de células, tejidos y órganos que trabajan juntos para defender el cuerpo contra infecciones y enfermedades. Las células inmunitarias, como los linfocitos, macrófagos y neutrófilos, patrullan constantemente en busca de patógenos invasores. Cuando detectan una amenaza, estas células se activan y coordinan una respuesta inmunitaria para neutralizar y eliminar a los invasores. Además, el sistema inmunitario tiene la capacidad de recordar patógenos anteriores y responder más rápidamente en futuras exposiciones.

Tal y como hemos visto, todo nuestro cuerpo está relacionado, así que, si realmente queremos un cambio significativo en nuestra calidad de vida, tenemos que hacer cambios más allá de la alimentación.

LA HOMEOSTASIS

Si me tengo que quedar con una palabra del primer año de Dietética es *homeostasis*. El médico estadounidense Walter Cannon (1871-1945), profesor de Fisiología en la Universidad de Harvard, acuñó el término *homeostasis* para referirse a la idea de «medio interno». Podemos describir la homeostasis como una propiedad de los organismos vivos consistente en la capacidad inherente de mantener una condición interna estable gracias a la compensación de los cambios producidos en el entorno mediante distintos procesos metabólicos. En definitiva, es la capacidad que tiene nuestro cuerpo de autorregularse mediante un equilibrio dinámico; si nos sube la temperatura, sudamos; si necesitamos escapar, nos suben las pulsaciones para bombear más sangre...

A veces, para mantener la homeostasis, el cuerpo necesita desencadenar respuestas que acostumbran a ser inflamaciones, lo cual nos ayuda a desintoxicar y mejorar el estado general de nuestro organismo. El problema viene cuando el organismo no es capaz de frenar el mecanismo de inflamación que él mismo ha generado. La mayor parte de las veces la inflamación es aguda, se resuelve y es beneficiosa y necesaria; solo cuando se cronifica es un problema grave.

Eje intestino-cerebro

Hace tiempo que escuchamos hablar de nuestro segundo cerebro, del eje intestino-cerebro. ¿Pero sabes exactamente a qué se refiere? Con estos ejemplos seguro que no lo vas a olvidar: ¿te ha pasado alguna vez que has tenido un enfado y se te ha quitado el hambre? ¿O que has tenido un disgusto y has necesitado algo dulce para animarte? ¿O aquellos amores que te han hecho sentir las famosas mariposas en el estómago? El eje intestino-cerebro se refiere a la comunicación bidireccional entre el sistema nervioso central (el cerebro y la médula espinal) y el sistema nervioso entérico, que es el sistema nervioso que controla el funcionamiento del tracto gastrointestinal. Esta comunicación se lleva a cabo a través de señales químicas, hormonales e inmunológicas, así como a través de conexiones nerviosas directas.

¿Por qué es tan importante esta comunicación y cómo nos afecta en nuestro día a día? Esta conexión implica múltiples sistemas, incluyendo el nervioso, el endocrino, el inmunitario y el metabólico. Esto significa que, si intestinalmente no estamos bien, nuestro cerebro también se puede ver afectado, pues aparecería la neuroinflamación. También se ha visto que hay casos de depresión que provienen de una disbiosis intestinal (desequilibrio en la microbiota). Un intestino inflamado es un cerebro inflamado.

ESQUEMA EJE INTESTINO-CEREBRO

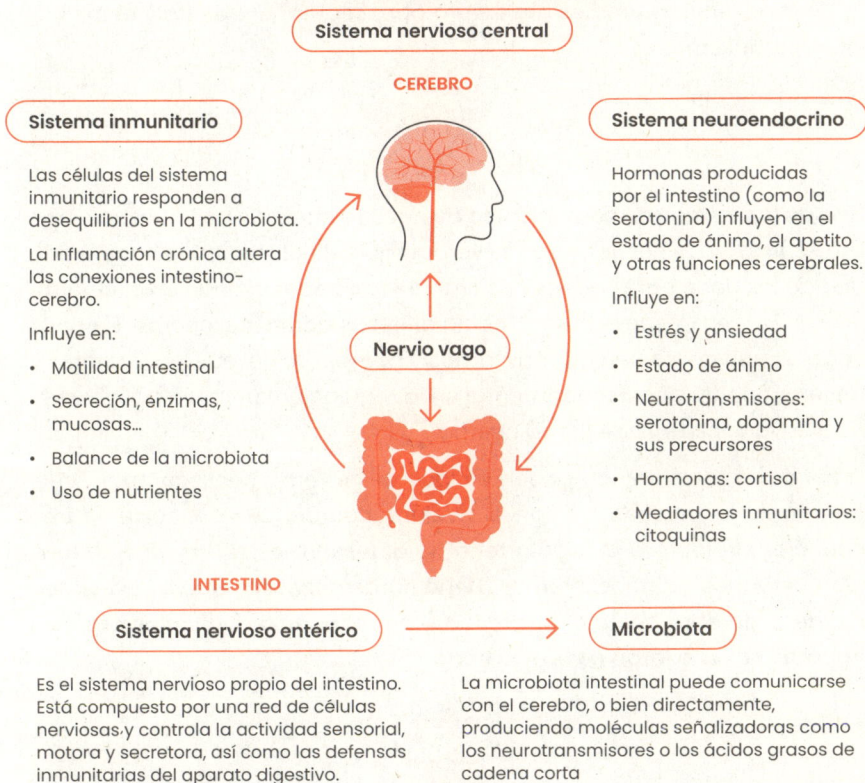

Sistema nervioso central

CEREBRO

Sistema inmunitario

Las células del sistema inmunitario responden a desequilibrios en la microbiota.

La inflamación crónica altera las conexiones intestino-cerebro.

Influye en:

- Motilidad intestinal
- Secreción, enzimas, mucosas...
- Balance de la microbiota
- Uso de nutrientes

Nervio vago

Sistema neuroendocrino

Hormonas producidas por el intestino (como la serotonina) influyen en el estado de ánimo, el apetito y otras funciones cerebrales.

Influye en:

- Estrés y ansiedad
- Estado de ánimo
- Neurotransmisores: serotonina, dopamina y sus precursores
- Hormonas: cortisol
- Mediadores inmunitarios: citoquinas

INTESTINO

Sistema nervioso entérico

Microbiota

Es el sistema nervioso propio del intestino. Está compuesto por una red de células nerviosas y controla la actividad sensorial, motora y secretora, así como las defensas inmunitarias del aparato digestivo.

La microbiota intestinal puede comunicarse con el cerebro, o bien directamente, produciendo moléculas señalizadoras como los neurotransmisores o los ácidos grasos de cadena corta

¿LO SABÍAS?

→ El intestino produce neurotransmisores como la serotonina, que afecta al estado de ánimo y al bienestar. De hecho, alrededor del 90 % de la serotonina del cuerpo se produce en el intestino.

→ El estrés activa el eje hipotalámico-pituitario-adrenal (HPA), lo que puede alterar la función intestinal y la microbiota. A su vez, una disbiosis intestinal puede influir en la respuesta al estrés, creando un ciclo bidireccional de impacto.

→ El intestino alberga una gran cantidad de células inmunitarias que pueden enviar señales al cerebro, afectando a la inflamación sistémica y a la respuesta inmunitaria.

→ Hormonas como la grelina y la leptina, producidas en el intestino, envían señales al cerebro para regular el apetito y el metabolismo.

Nervio vago

Una de las formas de comunicarse de nuestro intestino con nuestro cerebro es el famoso nervio vago (es verdad que el nombre no le hace gala), uno de los doce pares de nervios craneales que se originan en el cerebro y se extienden desde el cráneo hacia diversas partes del cuerpo. El nervio vago es uno de los nervios más largos y complejos del cuerpo humano, y desempeña un papel fundamental en la regulación de una amplia variedad de funciones vitales en el cuerpo.

El nervio vago es un componente clave del sistema nervioso autónomo, que controla muchas funciones involuntarias del cuerpo, como la frecuencia cardiaca, la presión arterial, la digestión, la respiración y la función de varios órganos internos. Tiene fibras nerviosas que se extienden desde el cerebro hasta el abdomen, y se comunica con varios órganos importantes a lo largo de su recorrido.

PRINCIPALES FUNCIONES DEL NERVIO VAGO

• **Función parasimpática:** el nervio vago es una vía principal del sistema nervioso parasimpático, que es responsable de promover la relajación y la recuperación en el cuerpo. Estimula actividades como la digestión, la absorción de nutrientes y la función del sistema inmunitario.

• **Regulación cardiaca:** influye en la frecuencia cardiaca y la variabilidad del ritmo cardiaco. Puede ralentizar el corazón en respuesta a señales de relajación y descanso, y también controla la respuesta del corazón al estrés.

- **Comunicación cerebro-intestino:** juega un papel en la conexión entre el cerebro y el tracto gastrointestinal. Es parte de la red de comunicación entre el intestino y el cerebro, a menudo llamada eje intestino-cerebro.

- **Respuesta inflamatoria:** también está implicado en la modulación de la respuesta inflamatoria del cuerpo. Puede influir en la liberación de ciertas sustancias químicas que afectan a la inflamación y la respuesta inmunológica.

- **Funciones respiratorias:** controla la respiración y la función de las cuerdas vocales.

Ahora quédate con este nombre y más adelante te contaré cómo ayudar a activarlo un poquito más.

Microbiota

¿Y quiénes son los habitantes de nuestro intestino que se comunican con el cerebro? La famosa microbiota, un conjunto de microorganismos (bacterias, hongos, parásitos, arqueas y virus, entre otros). Todos estos habitantes suman entre uno y dos kilos de nuestro peso total. Los podemos encontrar en todas las partes del tubo digestivo, desde la boca hasta el ano, pero es verdad que aumentan de forma importante a medida que nos acercamos al intestino grueso.

PRINCIPALES FUNCIONES DE LA MICROBIOTA

- **Digestión y metabolismo:** algunas bacterias en la microbiota intestinal ayudan en la descomposición y la digestión de alimentos que el cuerpo humano no podría digerir por sí solo. Estas bacterias también pueden producir ciertos nutrientes esenciales y compuestos que influyen en el metabolismo.

- **Protección inmunológica:** la microbiota intestinal desempeña un papel en el desarrollo y la regulación del sistema inmunitario. Ayuda a entrenar al sistema inmunitario para distinguir entre sustancias beneficiosas y dañinas.

- **Producción de vitaminas y compuestos bioactivos:** algunas bacterias en el intestino pueden producir vitaminas, como la vitamina B y la vitamina K, que el cuerpo humano no es capaz de sintetizar, así como otros compuestos bioactivos que pueden tener efectos positivos en la salud, como serían los ácidos grasos de cadena corta, por ejemplo, el butirato, el propionato o el acetato. Estos ácidos grasos nos proporcionan un 10 % de la energía, ya que ayudan a producir glucosa en el intestino de manera natural. Como puedes ver, la microbiota va a tener un papel importante si queremos ganar energía. En los próximos capítulos veremos cómo tenerla contenta.

- **Competencia con patógenos:** una microbiota intestinal equilibrada puede competir con microorganismos dañinos y potencialmente patógenos, ayudando a prevenir infecciones.

- **Regulación del sistema nervioso:** como ya se ha mencionado, la microbiota intestinal está conectada con el sistema nervioso y puede influir en la función cerebral y la salud mental.

- **Fabricación del 80 % de los neurotransmisores del cerebro:** la microbiota es la encargada de fabricar la serotonina y la dopamina. Estos neurotransmisores juegan un papel crucial en la regulación del estado de ánimo, el bienestar emocional y otros aspectos de la función cerebral. La serotonina es un neurotransmisor asociado con la regulación del estado de ánimo, el sueño y el apetito. Se ha descubierto que una parte significativa de la serotonina en el cuerpo se produce en el intestino, en un proceso que involucra a ciertas bacterias intestinales. La dopamina, por su parte, está involucrada en la motivación, el placer y la recompensa.

El concepto de que la salud intestinal puede influir en la salud mental a través de la regulación de neurotransmisores ha llevado al término *eje intestino-cerebro* que hemos visto en las páginas anteriores, que destaca la conexión bidireccional entre el intestino y el cerebro en la regulación de diversos procesos fisiológicos y emocionales.

¿En qué nos basamos para saber si nuestra microbiota está bien o mal?

Hay dos parámetros que nos ayudan:

→ **Su riqueza:** cantidad de microorganismos.

→ **Su biodiversidad:** cantidad de especies.

Por eso, tal y como hemos visto al inicio del capítulo, esta homeostasis es lo que más feliz hace a nuestro cuerpo, y para poder lograrla necesita que la microbiota cumpla estos dos requisitos: riqueza y biodiversidad.

¿Qué te ha parecido este primer capítulo de aterrizaje para comprender un poco cómo los distintos sistemas de nuestro cuerpo están totalmente relacionados entre sí? Ya he dado algunas pistas de lo que iremos viendo más adelante en detalle, y sí, todo este equilibrio homeostático va a repercutir directamente en nuestros niveles de energía, aunque de momento aún no te lo creas.

PUNTOS CLAVE DEL CAPÍTULO

1. El enfoque para sanar no consiste simplemente en seguir una lista de alimentos permitidos y prohibidos, sino en realizar un cambio integral en el estilo de vida que abarque la alimentación, la mente, el cuerpo y el espíritu. Este cambio debe ser entendido como un proceso holístico, por el que todas las partes del cuerpo están interconectadas y son interdependientes.

2. La homeostasis es la capacidad del cuerpo para mantener una condición interna estable mediante diferentes procesos. La homeostasis es crucial para la autorregulación del cuerpo y el equilibrio dinámico de nuestro organismo.

3. Existe una comunicación bidireccional entre el sistema nervioso central y el sistema nervioso entérico, que controla el tracto gastrointestinal. Esta conexión afecta a múltiples sistemas, incluyendo el nervioso, el endocrino, el inmunitario y el metabólico. La microbiota intestinal, que juega un papel importante en esta comunicación, puede influir en el estado de ánimo, la respuesta al estrés y la salud mental en general.

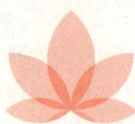

2

¿POR QUÉ NOS FALTA ENERGÍA?

La Inflamación crónica de bajo grado

Estoy segura de que te suena este concepto. A simple vista parece in-ofensivo, pero se está convirtiendo en un fenómeno cada vez más reco-nocido en la medicina y está intrínsecamente relacionado con diversos aspectos de la salud, incluido el intestino permeable, el cortisol, la función mitocondrial y evidentemente esta bajada brusca de energía que esta-mos sufriendo o hemos sufrido muchas personas.

Como paciente, y en los últimos tiempos como dietista integrativa, he visto de primera mano cómo la alimentación y el estilo de vida impactan profundamente en nuestra salud y bienestar general. A diario, las perso-nas me preguntan por qué sufren de inflamación crónica o por qué se sienten fatigadas, incluso después de una noche completa de descanso. Estas cuestiones son fundamentales, ya que la inflamación y la falta de energía no solo afectan a nuestra calidad de vida, sino que también pue-den ser indicativos de desequilibrios subyacentes en nuestros sistemas biológicos.

La inflamación, aunque esencial como respuesta inmunitaria a infec-ciones o lesiones, puede convertirse en un problema cuando se vuelve crónica. Esta inflamación persistente está vinculada a una variedad de condiciones de salud, incluyendo enfermedades autoinmunes, proble-mas cardiovasculares y trastornos metabólicos. En este capítulo explora-remos las causas más comunes de la inflamación crónica, conoceremos a nuestras amigas las mitocondrias, el cortisol, el intestino hiperpermea-ble o las enfermedades autoinmunes como factores principales.

El intestino permeable, también conocido como permeabilidad intestinal aumentada, es un estado en el cual las uniones estrechas entre las células del revestimiento intestinal se aflojan, permitiendo que sustancias no deseadas, como toxinas, bacterias y partículas de alimentos no digeridos, atraviesen la barrera intestinal y entren en el torrente sanguíneo. Esta condición puede desencadenar una respuesta inflamatoria sistémica de bajo grado en el cuerpo, ya que el sistema inmunitario reacciona a estas intrusiones anormales.

Por otra parte, el cortisol, una hormona producida por las glándulas suprarrenales, desempeña un papel crucial en la respuesta del cuerpo al estrés. Cuando se experimenta estrés crónico, los niveles de cortisol pueden permanecer elevados durante periodos prolongados. Esta elevación crónica del cortisol puede tener efectos adversos en la salud, incluido el aumento de la inflamación crónica de bajo grado. El cortisol puede modular la respuesta inflamatoria del cuerpo, y su disfunción puede contribuir a la perpetuación de esta.

Y, por último, las pilas de nuestro cuerpo, las mitocondrias. Se trata de unos orgánulos responsables de la producción de energía en las células, que también están estrechamente relacionados con la inflamación crónica y el estrés. Durante situaciones de estrés crónico, las mitocondrias pueden verse afectadas negativamente, lo que conduce a una disminución en la eficiencia energética y una mayor producción de radicales libres. Estos últimos pueden desencadenar reacciones inflamatorias en el cuerpo, contribuyendo así a la inflamación crónica de bajo grado.

En definitiva, la relación entre la inflamación crónica de bajo grado, el intestino permeable, el cortisol y las mitocondrias ilustra la complejidad de los mecanismos subyacentes a esta condición. Abordar estos aspectos interrelacionados de la salud es fundamental para la prevención de futuras enfermedades y para poder recuperar la energía vital que se ha ido apagando a causa de todos estos fenómenos que nuestro cuerpo ha ido sufriendo.

Como hemos ido comentando, es muy importante entender que el cuerpo humano es un sistema integrado en el que el todo es más que la suma de sus partes. Veremos cómo los sistemas nervioso, endocrino e inmunitario están interconectados y cómo sus interacciones influyen en nuestra inflamación y energía. Al adoptar un enfoque integral, no solo podemos abordar los síntomas, sino que también debemos identificar y tratar las causas subyacentes para promover una salud duradera y una mayor calidad de vida.

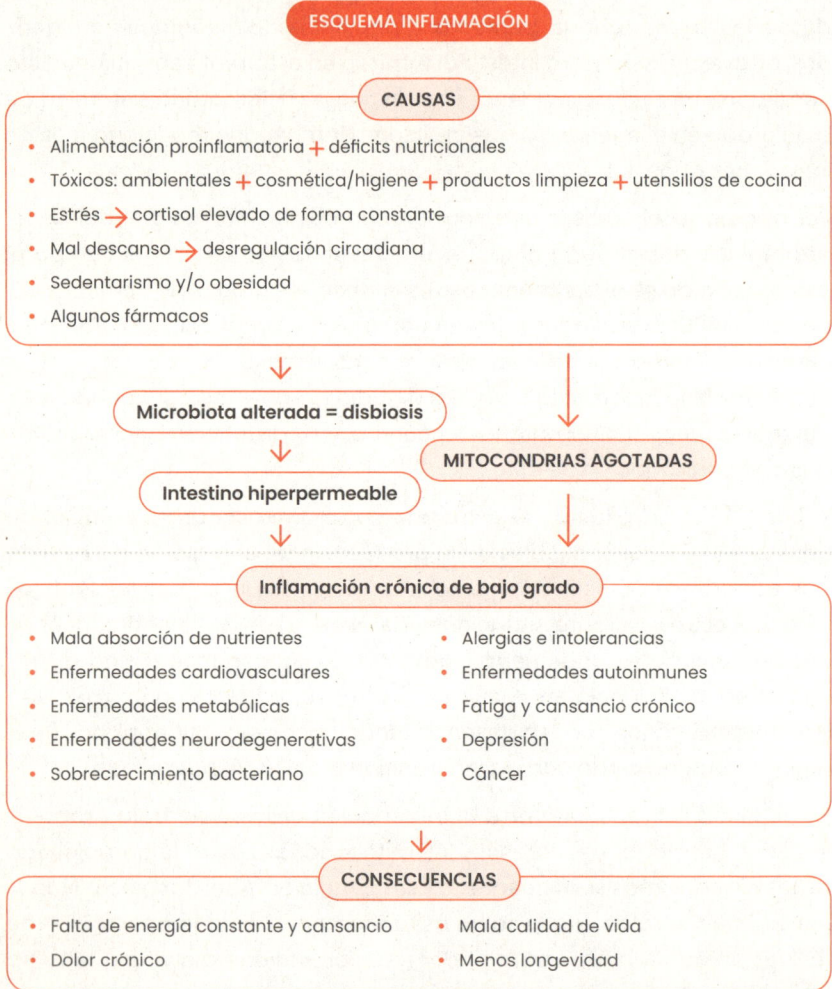

ESQUEMA INFLAMACIÓN

CAUSAS

- Alimentación proinflamatoria + déficits nutricionales
- Tóxicos: ambientales + cosmética/higiene + productos limpieza + utensilios de cocina
- Estrés → cortisol elevado de forma constante
- Mal descanso → desregulación circadiana
- Sedentarismo y/o obesidad
- Algunos fármacos

Microbiota alterada = disbiosis

Intestino hiperpermeable

MITOCONDRIAS AGOTADAS

Inflamación crónica de bajo grado

- Mala absorción de nutrientes
- Enfermedades cardiovasculares
- Enfermedades metabólicas
- Enfermedades neurodegenerativas
- Sobrecrecimiento bacteriano
- Alergias e intolerancias
- Enfermedades autoinmunes
- Fatiga y cansancio crónico
- Depresión
- Cáncer

CONSECUENCIAS

- Falta de energía constante y cansancio
- Dolor crónico
- Mala calidad de vida
- Menos longevidad

Mitocondrias

Si hablamos de energía, tenemos que mencionar nuestras mitocondrias. De estos orgánulos que tenemos en el interior de nuestras células podríamos decir que son nuestra central eléctrica. Su función principal es la generación de energía en forma de adenosín trifosfato (ATP). Para producir esta energía, utilizan el oxígeno que respiramos y la comida que ingerimos, principalmente los hidratos de carbono y las grasas. El ATP es la molécula que las células utilizan para almacenar y transportar energía. Para que nos entendamos, es la moneda de cambio energética de nuestro cuerpo.

La fatiga o el cansancio crónico son el síntoma de que las mitocondrias no pueden producir suficiente energía para hacer todas sus funciones de forma efectiva.

Una baja energía en ti es causada por una falta de energía a nivel microscópico. Tus niveles de energía son un reflejo de qué entorno perciben tus mitocondrias.

ESQUEMA MITOCONDRIA

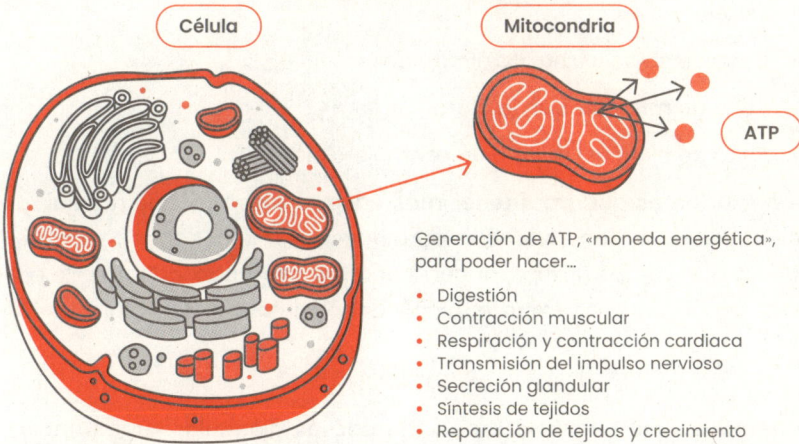

Célula

Mitocondria

ATP

Generación de ATP, «moneda energética», para poder hacer...

- Digestión
- Contracción muscular
- Respiración y contracción cardiaca
- Transmisión del impulso nervioso
- Secreción glandular
- Síntesis de tejidos
- Reparación de tejidos y crecimiento

Pero ¿por qué nuestras mitocondrias no pueden producir la suficiente energía?

La calidad de nuestras mitocondrias está relacionada directamente con todos los estímulos que reciben del exterior. Dependiendo de nuestro entorno, haremos que nuestras mitocondrias trabajen al 20% o al 100%. La clave está en conocer un segundo rol menos visible de las mitocondrias, el de defender. El doctor Robert K. Naviaux explica en varios estudios el doble rol de las mitocondrias, como productoras de energía y como defensoras; cuanto más está nuestro cuerpo en modo defensivo, menos energía tenemos. Cuando una mitocondria percibe un peligro del exterior, bloquea a la célula para que no entre nada de fuera, y suspende sus funciones habituales, como sería la creación de energía.

No tenemos que olvidar que el cuerpo es muy sabio y, básicamente, lo que está haciendo es dar una respuesta adaptativa: la fatiga es un mecanismo de supervivencia de nuestro organismo.

¿Cuáles son los factores que pueden afectar a nuestras mitocondrias?

- Infecciones causadas por virus y bacterias
- Tóxicos medioambientales (metales pesados), cosméticos (disruptores endocrinos), alimentarios (pesticidas...), etcétera
- Exceso de grasa en nuestro cuerpo
- Hiperpermeabilidad intestinal
- Disbiosis
- Estrés
- Desajustes de los ritmos circadianos
- Falta de nutrientes en la dieta
- Falta de ejercicio físico o un sobreejercicio

La conclusión es que para tener más energía tenemos que rebajar los estresores que no son favorables para nuestras mitocondrias. No os preocupéis, que vamos a abordar cada uno por separado, además de acciones concretas para empezar a aplicar hoy mismo.

Cortisol

El cortisol es una hormona producida por las glándulas suprarrenales, que son pequeñas glándulas ubicadas encima de los riñones. Es parte del sistema endocrino y desempeña un papel crucial en varias funciones del cuerpo. El cortisol se asocia a menudo con la respuesta al estrés, pero también cumple otras funciones importantes, como regular el metabolismo, controlar el azúcar en sangre, reducir la respuesta inflamatoria y ayudar en la formación de la memoria.

Cuando enfrentamos situaciones estresantes, el cuerpo libera cortisol como parte de la respuesta de lucha o huida. Esta liberación de cortisol es normal y es esencial para lidiar con el estrés agudo. Sin embargo, los problemas pueden surgir cuando los niveles de cortisol se mantienen elevados durante periodos prolongados, lo que se conoce como estrés crónico.

Si el cortisol se mantiene elevado durante mucho tiempo, aparecen problemas de salud como son la inflamación y la permeabilidad intestinal. El cuerpo entiende que si estamos «corriendo para escapar», no es momento de comer ni de digerir. Esta inflamación que provoca el cortisol elevado en el intestino se traducirá en hiperpermeabilidad intestinal.

Debido al cortisol elevado, el estómago, el intestino y el páncreas no tienen suficiente energía para trabajar; esto nos lleva inevitablemente a estar más cansados.

PROBLEMAS DEL CORTISOL ELEVADO DE FORMA CRÓNICA

- **Supresión del sistema inmunitario:** el cortisol tiene propiedades inmunosupresoras, lo que significa que niveles crónicamente elevados pueden debilitar el sistema inmunitario, aumentando el riesgo de enfermedades e infecciones.

- **Problemas del sueño:** el cortisol está vinculado al ritmo circadiano y puede afectar al patrón de sueño. Niveles altos de cortisol en la noche pueden interferir con el sueño.

- **Problemas digestivos:** puede afectar a la función gastrointestinal y aumentar el riesgo de problemas digestivos como el síndrome del intestino irritable (SII).

- **Aumento del apetito y ganancia de peso:** en algunas personas, el cortisol puede estimular el apetito y favorecer la acumulación de grasa abdominal.

- **Problemas cognitivos:** el cortisol crónicamente elevado puede afectar a la función cognitiva, incluidas la memoria y la concentración.

- **Desregulación del azúcar en la sangre:** el cortisol está involucrado en la regulación de la glucosa en sangre. Niveles elevados a largo plazo pueden contribuir a problemas metabólicos, como resistencia a la insulina. Más adelante veremos este punto más desarrollado.

Intestino hiperpermeable

La pared del intestino tiene que ser permeable para que pueda permitir el paso y la absorción de los nutrientes, a la vez que bloquear el paso de sustancias dañinas. El problema aparece cuando nos encontramos con un intestino demasiado permeable.

Esto pasa cuando se produce una inflamación en las paredes intestinales de las uniones estrechas y dejan pasar a la sangre sustancias que no deberían. Cuando esto ocurre, nuestro sistema inmunitario se activa e intenta defendernos. Si nos acordamos de nuestras queridas mitocondrias, veremos que les puede afectar que tengamos la pared más permeable de lo que debería. Cuando nuestro cuerpo detecta que está en peligro, bloquea la función de la célula de producir más energía, ya que tiene otras tareas más importantes que atender.

ESQUEMA INTESTINO HIPERPERMEABLE

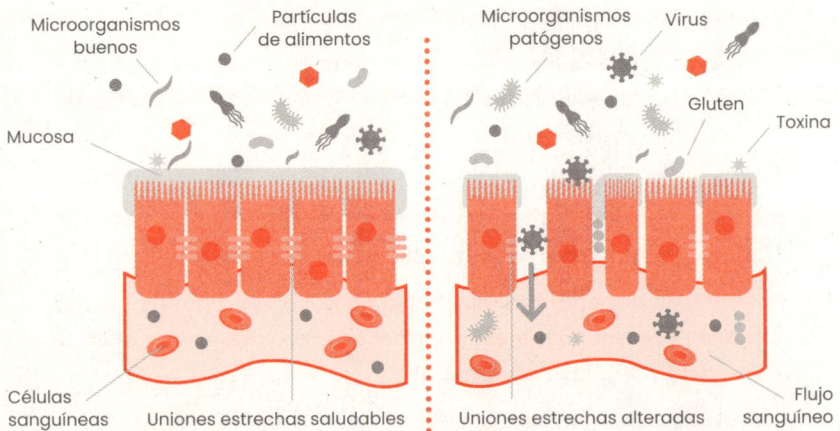

Microorganismos buenos

Partículas de alimentos

Microorganismos patógenos

Virus

Gluten

Toxina

Mucosa

Células sanguíneas

Uniones estrechas saludables

Uniones estrechas alteradas

Flujo sanguíneo

Intestino sano

- Microbiota equilibrada
- Sistema inmunitario funciona correctamente
- Buenas digestiones y heces
- Sin inflamación

Intestino hiperpermeable / inflamado

- Debilitación barrera hematoencefálica
- Inflamación sistémica
- Autoinmunidad
- Malabsorción y déficit de nutrientes
- Alergias e intolerancias

CONSECUENCIAS
DEL INTESTINO HIPERPERMEABLE

- **Inflamación:** las partículas no deseadas que pasan a través de la barrera intestinal provocan una respuesta inflamatoria en el cuerpo, ya que el sistema inmunitario puede reaccionar a estas moléculas extrañas.

- **Reacciones inmunitarias:** las sustancias que pasan a través del intestino pueden activar el sistema inmunitario, lo que podría desencadenar respuestas autoinmunes o alergias. Por eso muchas veces vemos que las personas que tenemos enfermedades autoinmunes también tenemos problemas en el intestino.

- **Desequilibrio de la microbiota:** un intestino hiperpermeable puede permitir que bacterias y otros microorganismos entren en el torrente sanguíneo, lo que puede perturbar el equilibrio de la microbiota intestinal y afectar a la salud general.

- **Potencial impacto en la salud mental:** algunas investigaciones sugieren que el intestino hiperpermeable podría estar relacionado con problemas de salud mental, como la ansiedad y la depresión, a través de la conexión entre el eje intestino-cerebro. Más adelante veremos esta conexión intestino-cerebro más en detalle.

- **Síntomas gastrointestinales:** personas con intestino hiperpermeable a menudo reportan síntomas gastrointestinales como hinchazón, gases, diarrea y malestar abdominal.

Enfermedades autoinmunes

Otro factor que juega un papel importante en nuestro mal estado energético es la aparición de enfermedades autoinmunes. Muchas veces cuesta saber si aparecen porque nuestro cuerpo está desregulado o si estamos desregulados porque las tenemos.

Por este motivo, vamos a clarificar exactamente qué son y cómo se comportan. Las enfermedades autoinmunes son un grupo de trastornos en los cuales el sistema inmunitario, que normalmente nos tendría que proteger contra infecciones y enfermedades, se confunde y ataca por error a las células y a los tejidos sanos del propio cuerpo. Para entender mejor esto, imaginemos el sistema inmunitario como el guardián del cuerpo, encargado de defenderlo contra invasores como bacterias y virus. En condiciones normales, este guardián puede distinguir claramente entre lo que pertenece al cuerpo y lo que es extraño y potencialmente dañino.

Sin embargo, en las enfermedades autoinmunes, este guardián pierde su capacidad de distinguir correctamente entre las células propias y las células extrañas. Como resultado, comienza a atacar a algunas partes de nuestro cuerpo como si fueran invasores. Dependiendo de la enfermedad específica, el sistema inmunitario puede atacar a una variedad de tejidos, como las articulaciones, la piel, los músculos, los órganos internos e incluso el sistema nervioso. Para hablar de una u otra enfermedad autoinmune tendremos que fijarnos en qué células o proteínas son atacadas y en los síntomas que provocan.

El problema principal de estas es que les encanta no estar solas. ¿A qué me refiero? Una vez desarrollas una enfermedad autoinmune, aumentas el riesgo de sufrir otras (el hipotiroidismo, por ejemplo, es una enfermedad autoinmune que no resulta especialmente peligrosa. Sin embargo, las personas que la padecen tienen más posibilidades de desarrollar otras autoinmunidades como la celiaquía).

Existen más de ochenta enfermedades autoinmunes identificadas hasta la fecha. Algunas enfermedades autoinmunes comunes incluyen la artritis reumatoide (como sería mi caso), por la que el sistema inmunitario ataca a las articulaciones; el lupus eritematoso sistémico, que puede afectar a la piel, las articulaciones y otros órganos; la esclerosis múltiple, en la que se dañan la cubierta protectora de las células nerviosas en el cerebro y la médula espinal; la celiaquía; el hipotiroidismo de Hashimoto y un largo etcétera.

¿Cómo y por qué aparecen las enfermedades autoinmunes?

La aparición de las enfermedades autoinmunes es multifactorial, lo que significa que no hay una sola causa. Muchas veces me lo imagino como la lotería: cuantas más papeletas compras, más posibilidades hay de que te toque. Se deben a una combinación de factores genéticos y ambientales; también se ha visto que pueden aparecer después de un trauma o suceso emocional fuerte. Vamos a ver tres factores que entran en juego.

→ **Genética:** la predisposición genética juega un papel importante. Si una persona hereda ciertos genes que aumentan la vulnerabilidad a las enfermedades autoinmunes, tiene más probabilidades de desarrollarlas. Mutaciones en genes específicos, como los genes RAG-1, RAG-2 y FoxP3, entre otros, pueden incrementar esta susceptibilidad.

→ **Medio ambiente:** factores ambientales como infecciones, exposición a tóxicos, tabaquismo y desequilibrios hormonales también contribuyen al desarrollo de estas enfermedades. Las infecciones pueden actuar como desencadenantes al causar que el sistema inmunitario ataque no solo a los invasores, sino también a las células del propio cuerpo debido a la similitud entre las proteínas de los microorganismos y las proteínas propias. Las infecciones pueden ser un buen detonante de las enfermedades autoinmunes si se juntan otros factores, ya que es un momento en el que tenemos el sistema inmunitario alerta.

→ **Dieta y estilo de vida:** la alimentación y el estilo de vida juegan un papel crucial. Una dieta inadecuada, rica en ciertos tipos de proteínas que pueden dañar el intestino, como las prolaminas y saponinas presentes en cereales y legumbres, puede contribuir a la permeabilidad intestinal. Esto permite que sustancias no deseadas entren en el torrente sanguíneo, activando el sistema inmunitario y provocando inflamación y autoinmunidad. Como os he ido comentando a lo largo de estas primeras páginas, la alimentación es un pilar muy importante, pero no tenemos que olvidarnos del estrés mantenido en el tiempo, un mal descanso nocturno o tener relaciones tóxicas.

¿Por qué es complicado diagnosticar las enfermedades autoinmunes?

Una de las claves que hacen grande la pelota de las autoinmunes es su diagnóstico; por ejemplo, en mi caso estuve más de un mes ingresada en el hospital sin un diagnóstico. Diagnosticar las enfermedades autoinmunes es un desafío debido a la naturaleza inespecífica y variada de los síntomas iniciales. Los pacientes suelen experimentar síntomas vagos como dolor de cabeza, fatiga, dolores musculares y problemas digestivos, que pueden confundirse fácilmente con otras condiciones menos serias como el estrés o la falta de sueño. En mi caso sí hubo un cuadro más abrupto de fiebre muy alta y dolor en un pie que requirió hospitalización, pero otras veces se puede ir macerando a fuego lento durante mucho tiempo. Debido a esto, las personas a menudo pasan mucho tiempo visitando a diferentes especialistas antes de recibir un diagnóstico correcto.

LA IMPORTANCIA DEL DIAGNÓSTICO TEMPRANO

Un diagnóstico temprano de las enfermedades autoinmunes es crucial por varias razones:

- **Mejor manejo de la enfermedad:** identificar la enfermedad en sus etapas iniciales permite implementar estrategias de manejo y tratamiento que pueden ralentizar su progresión y mejorar la calidad de vida del paciente. Aquí entrarían en juego un cambio de alimentación, algunos suplementos y otras acciones que pueden ayudar.

- **Prevención de complicaciones:** con un diagnóstico temprano, es posible prevenir o minimizar las complicaciones asociadas con las enfermedades autoinmunes. Por ejemplo, tratar el intestino permeable y corregir deficiencias nutricionales puede ayudar a reducir la inflamación y el daño a los tejidos.

- **Reducción del riesgo de desarrollar otras enfermedades:** las personas con una enfermedad autoinmune tienen un mayor riesgo de desarrollar otras enfermedades autoinmunes. Un diagnóstico temprano permite monitorear y manejar mejor este riesgo.

Qué es la artritis reumatoide

Ya te he contado que hay muchas enfermedades autoinmunes, pero me gustaría hacer un pequeño apunte a la artritis reumatoide, una de las más prevalentes y de la que más puedo contar.

Es una enfermedad autoinmune crónica que afecta principalmente a las articulaciones, pero también puede tener impactos en otras partes del cuerpo. En este caso, el sistema inmunitario ataca el revestimiento de las articulaciones, llamado *membrana sinovial,* lo que provoca inflamación, dolor y daño irreversible en las articulaciones en algunos casos (como el mío).

La artritis reumatoide es una enfermedad que afecta de manera despro-porcionada a las mujeres. Se estima que las mujeres son tres veces más propensas a desarrollarla que los hombres. Esta diferencia de género po-dría estar relacionada con factores hormonales y genéticos, aunque las causas exactas aún no se comprenden completamente.

En España, la prevalencia de la artritis reumatoide es aproximadamente del 0,5 % al 1% de la población. Esto significa que entre 235.000 y 470.000 personas viven con esta enfermedad en el país. La mayoría de los casos se diagnostican en personas de entre cuarenta y sesenta años, aunque puede aparecer a cualquier edad.

SÍNTOMAS MÁS COMUNES DE LA ARTRITIS REUMATOIDE

- **Dolor y rigidez en las articulaciones:** especialmente en las manos, muñecas y pies.
- **Inflamación:** hinchazón y calor en las articulaciones afecta-das.
- **Fatiga extrema:** sensación de cansancio persistente que no se alivia con el descanso.
- **Debilidad muscular:** pérdida de fuerza debido a la inflama-ción crónica y la inactividad.
- **Fiebre y malestar general:** sensación de estar enfermo o febril.

Mi experiencia personal

Vivir con artritis reumatoide es un desafío diario. Recuerdo cuando mis síntomas comenzaron: dolor en las articulaciones, hinchazón y una fatiga que me hacía difícil incluso salir de la cama. Durante muchos años he tenido graves dificultades para subir y bajar escaleras, sentarme y levan-tarme del suelo, ponerme los calcetines o escribir a mano.

Creo que haber vivido tantos años con dolor y realmente agotada me ha empujado a buscar soluciones lo más eficaces que se pueda para que me afecte lo mínimo posible y poder seguir con mi día a día.

PUNTOS CLAVE DEL CAPÍTULO

1. La inflamación crónica es una respuesta inmunitaria persistente que puede desencadenar enfermedades autoinmunes, cardio-vasculares y metabólicas, entre otros desajustes.

2. Los sistemas nervioso, endocrino e inmunitario están interconec-tados, y su interacción influye en la inflamación y los niveles de energía.

3. Las mitocondrias, responsables de la producción de energía (ATP), se ven afectadas por factores externos, y su disfunción puede causar fatiga crónica y varias enfermedades.

4. Infecciones, toxinas ambientales, exceso de grasa corporal, hi-perpermeabilidad intestinal, disbiosis, estrés, desajustes circa-dianos, falta de nutrientes y ejercicio afectan negativamente a la producción de energía (ATP) en las mitocondrias.

5. La hiperpermeabilidad intestinal permite que sustancias dañinas entren al torrente sanguíneo, provocando inflamación y respues-tas inmunitarias adversas.

SEGUNDA PARTE

Las bases para hacer el cambio

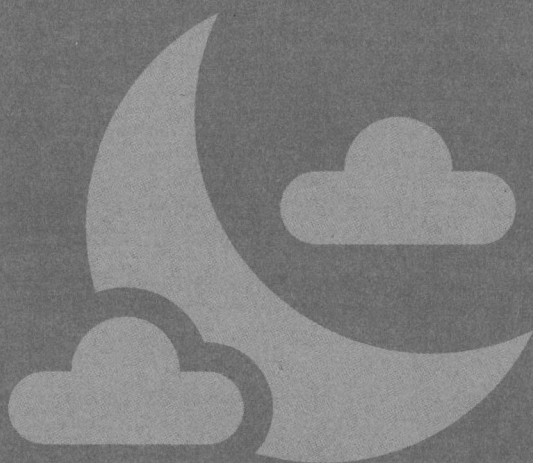

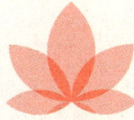

3

RECOMENDACIONES GENERALES Y PILARES BÁSICOS

Ahora que ya conocemos un poquito cómo funciona nuestro cuerpo, cuál es nuestra moneda energética, qué puede afectar a nuestra vitalidad, qué son las enfermedades autoinmunes y cómo nos van a acompañar toda una vida, vamos a ver qué está en nuestras manos para mejorarlo.

Al principio pensaba que todo dependía de la alimentación, pero poco a poco vi que el cambio tenía que ser mucho más amplio. A la alimentación le sumé más tarde el ejercicio y pensaba que ya había encontrado la clave, pero no, a medida que pasaba el tiempo veía que había más pilares importantes.

Es por eso por lo que con el tiempo he ido desarrollando una imagen visual para plasmar todos los pilares básicos para mí. Te presento la flor de loto, que contiene los pilares fundamentales para ganar energía siguiendo un estilo de vida antiinflamatorio.

La flor de loto

Yo soy una persona muy visual, la típica que siempre estudia con esquemas, se fija en todos los escaparates y es capaz de recordar el color del jersey de la mujer que tenía delante en el tren. Por eso hace tiempo pensé en una forma muy visual para poder recordar estos pilares y que fueran un mantra para mí, y para poder transmitirlos y que fuera más fácil recordarlos y aplicarlos en el día a día.

MIS PILARES BÁSICOS

- Alimentación antiinflamatoria
- Ejercicio físico
- Reducción de tóxicos
- Control del estrés
- Buena higiene del sueño

Hasta el día de hoy, mis pilares básicos para hacer este cambio de estilo de vida y notar resultados significativos en un tiempo relativamente corto son cinco. Dentro de estos cinco hay uno que para mí es la raíz de la que surgió todo el cambio, y el resto ha ido naciendo más tarde. Os dejo la imagen a continuación:

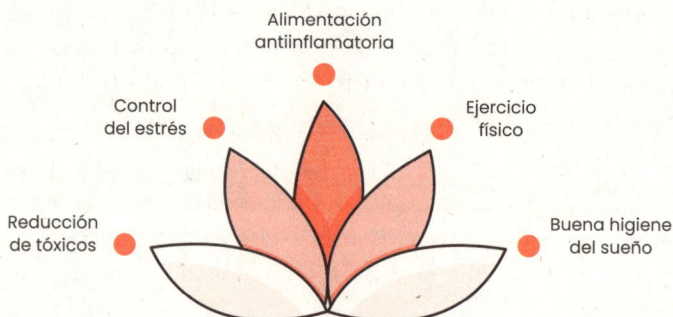

No es casualidad la forma que tiene, ya que la flor de loto es un símbolo altamente significativo en varias culturas y tradiciones en todo el mundo. Su significado puede variar según la cultura y el contexto, pero en general es un símbolo de pureza, renovación, crecimiento espiritual y transformación.

En muchas culturas orientales, como la india y la budista, la flor de loto es altamente reverenciada. Aquí hay algunas interpretaciones comunes de su significado:

→ **Pureza y renacimiento:** la flor de loto crece en aguas fangosas, pero emerge limpia y preciosa. Esto se interpreta como un símbolo de pureza y renacimiento, representando la capacidad de superar las adversidades y los desafíos para alcanzar la iluminación o la realización espiritual. Este punto es muy inspirador para mí y me veo totalmente reflejada, pues siento cómo he estado en el lodo y he podido salir llena de energía.

→ **Elevación espiritual:** la flor de loto también se asocia con la elevación espiritual y el crecimiento interior. Así como la flor se eleva por encima del agua, los individuos pueden elevarse por encima de las preocupaciones cotidianas hacia una mayor conciencia espiritual. Este es un camino que he ido haciendo durante estos años. Sé que aún me queda mucho por trabajar, pero es necesario hacer esta elevación espiritual para crecer.

→ **Apertura de la conciencia:** la flor de loto se abre gradualmente a medida que recibe la luz del sol. Ya verás cómo el sol va a ser importante para la futura ganancia de energía. Esto se interpreta como un símbolo de apertura de la conciencia y la búsqueda de la verdad y la sabiduría.

→ **Transformación:** el proceso de crecimiento de la flor de loto, desde el lodo hasta su plena belleza, se considera un símbolo de la transformación espiritual y el desarrollo personal. Sería el camino que solo puedes hacer tú, pero ahora tienes la suerte de que estoy a tu lado y te voy a acompañar en él.

En resumen, la flor de loto es un símbolo poderoso y positivo que se asocia con conceptos de pureza, renacimiento, crecimiento espiritual y transformación en muchas culturas. Su belleza y su profundo significado han hecho que sea un motivo popular en el arte, la espiritualidad y la filosofía a lo largo de la historia.

Estoy segura de que ya no te vas a olvidar de estos cinco pilares representados en la flor de loto y que para mí han sido básicos para poder mejorar de forma alucinante mi calidad de vida y ganar energía. A lo largo de los siguientes capítulos te contaré de forma concreta cómo he abordado cada pilar y verás que es fácil ponerlo en práctica si sabes cómo.

El porqué te ayuda en la constancia

Es muy importante que no te agobies, no quieras hacerlo todo el primer día, es básico seguir los pasos e interiorizar por qué lo haces. No sirve de nada que te diga que no comas azúcar si no sabes qué es lo que provoca el azúcar en tu cuerpo. A mí me ha ayudado mucho a ser tan constante el hecho de conocer el porqué de todos los cambios que he ido implementando.

Es un cambio de mentalidad, pasar de ser un paciente/persona pasiva a un paciente/persona activa: pregunta a los médicos para qué sirven los medicamentos, qué efectos tienen en tu cuerpo, cuál es el plan de medicación, cuáles van a ser los próximos pasos. Este planteamiento también es aplicable si has visitado o visitarás a una nutricionista/dietista/PNIE que te propone cambios en tu alimentación, dejar de comer ciertos alimentos e incorporar otros. Pregunta qué produce en tu cuerpo ese alimento, por qué no se recomienda, pide estudios si los hay e infórmate por tu cuenta.

La información es poder

Hay una frase de Pablo d'Ors que me encanta: «Es absurdo condenar la ignorancia del pasado con la sabiduría del presente». Interiorizar esta frase me ha ayudado a no flagelarme con frases del tipo «cómo no había visto antes que estos alimentos me hacían daño» o «por qué acepté aquel plan de alimentación o suplementación». En todo este tiempo de cambio he visitado varios profesionales de la salud; con todos he avanzado y mejorado, pero también he dado a veces algunos pasos atrás. Con toda la información y conocimiento que he adquirido en los últimos años puedo decir que hay intervenciones dietéticas que ahora mismo rechazaría o que haría de otra forma, pero, claro, en aquel momento no tenía toda la información que tengo ahora.

La información es poder en el sentido de que antes tomaba unos canelones y para mí era una comida saludable, pues desconocía totalmente que era un plato lleno de gluten, lactosa y carne procesada en algunos casos. Mi mente no tenía toda la información para saber que era un plato que me estaba inflamando. Con el tiempo y el aprendizaje entiendo por qué después de comerme este típico plato me entraba tal sueño que tenía que tumbarme en el sofá.

Ahora también me siento empoderada para saber que un día me puedo comer un ultraprocesado de pastelería, eso sí, sin gluten, pero lleno de mil otros ingredientes proinflamatorios, desde el conocimiento. Sé lo que estoy tomando, es inflamatorio, pero con toda la información decido tomarlo por x motivo: estoy de vacaciones y me apetece, es el cumpleaños de una persona especial, no tengo más opciones y tengo hambre…, lo que sea, pero con toda la información en mis manos.

Justamente la información es muy valiosa con todo lo referente a los tóxicos en los productos de higiene y cosmética o con los utensilios y productos con los que cocinamos o limpiamos la casa. Yo antes me pintaba las uñas porque quedaba bonito y todas mis amigas lo hacían, sin pararme ningún momento a pensar que era un tóxico que estaba entrando en contacto con mi organismo y que la suma de muchos de ellos lleva a una inflamación de nuestro organismo, más si ya tenemos una enfermedad inflamatoria crónica de base. ¿Esto quiere decir que no me he vuelto a pintar nunca más las uñas? No, hay tres veces al año en que, si me apetece, me las pinto, pero sabiendo que es un tóxico, e intento minimizar al máximo la exposición: lo hago en un lugar al aire libre, con mascarilla y usando, entre todos los esmaltes del mercado, el menos tóxico.

Nadie mejor que tú conoce tu cuerpo

Por más que vayas al mejor médico, al mejor nutricionista, etcétera, tú eres la única que conoce la reacción que provocan ciertos alimentos o conductas en tu cuerpo. Por mucho que haya miles de estudios de que x alimento supersaludable no te puede sentar mal o provocarte una reacción, puede que a ti no te siente bien. En estos casos, siempre haz caso a tu cuerpo, este es muy sabio y sabe lo que te conviene. No te estoy diciendo que si hace diez años que no consumes determinado producto y te proponen reintroducirlo te niegues; pruébalo y obsérvate, y verás claramente si es o no es para ti. Conozco distintos casos de personas que me han comentado que no les sienta bien el caldo de huesos, el té verde o el pepino..., por el motivo que sea, aunque sean considerados superalimentos o todo lo que tú quieras.

Otro punto importante es saber con qué alimentos puedes hacer excepciones, ver cómo reacciona tu cuerpo y decidir si te compensa o no te compensa. Puesto que es una duda o confusión muy común, voy a aclarar que es muy diferente una alergia a una intolerancia.

Alergia alimentaria

En una alergia alimentaria, el sistema inmunitario reacciona de manera exagerada a una proteína específica presente en un alimento. El sistema inmunitario interpreta incorrectamente esta proteína como una amenaza y produce anticuerpos llamados inmunoglobulina E (IgE) para combatir la proteína.

Los síntomas de una alergia alimentaria pueden variar desde leves hasta incluso causar la muerte. Pueden incluir urticaria, picazón en la boca, hinchazón en los labios, la cara, la lengua o la garganta, dificultad para respirar, náuseas, vómitos, diarrea, dolor abdominal, mareos o pérdida del conocimiento. En casos graves, una alergia alimentaria puede desencadenar una reacción alérgica grave conocida como *shock* anafiláctico, que es potencialmente mortal y requiere tratamiento médico de emergencia. Hay alergias, por ejemplo, a la proteína de la leche o a los cacahuetes.

Intolerancia alimentaria

En una intolerancia alimentaria, el cuerpo tiene dificultades para digerir ciertos alimentos o componentes de los alimentos, pero no involucra una respuesta del sistema inmunitario. Puede deberse a deficiencias enzimáticas, sensibilidad a ciertas sustancias en los alimentos o problemas de absorción.

Los síntomas de una intolerancia alimentaria pueden incluir malestar gastrointestinal, como gases, hinchazón, dolor abdominal, diarrea o estreñimiento, así como síntomas no gastrointestinales, como dolores de cabeza, fatiga o problemas en la piel. Los síntomas suelen ser menos graves que los de una alergia alimentaria y se desarrollan gradualmente después de consumir el alimento problemático. Encontramos, por ejemplo, intolerancia a la lactosa, a la fructosa o al sorbitol.

Primero es importante tener un diagnóstico claro en caso de alergias e intolerancias. Si tienes alguna alergia diagnosticada, ya sabes de sobra que no puedes hacer ningún tipo de excepción. Lo mismo pasaría con las personas celíacas y el consumo de gluten o trazas. En estos dos casos se tiene que ser muy estricto tanto en casa como fuera. Luego hablaremos de qué herramientas tenemos cuando estamos fuera de casa y la situación puede escaparse de nuestro control.

¿Me compensa?

Entonces, volviendo la importancia de conocer nuestro cuerpo, yo por ejemplo sé que los lácteos de vaca son proinflamatorios y en mi día a día no los consumo. Al principio estuve mucho tiempo sin consumirlos nunca, ya que es importante pasar por una fase de eliminación estricta para sanar el intestino y después poder hacer algunas reintroducciones. ¿Esto quiere decir que ahora, después de cuatro años, si voy a un restaurante y hay queso de vaca, no voy a comer un trozo? No, ahora mismo sé que mi cuerpo se lo puede permitir, puede que me inflame un poco, pero en el momento en que estoy ahora me compensa. Aunque, igual que a mí comerme un trozo de queso de vaca no me provoca una sintomatología muy fuerte, a otras personas sí que les dará, por ejemplo, diarrea inmediatamente y no les compensará comerlo.

Todo esto lo vas a aprender con el tiempo. Al principio me sentaba todo mal, fuera o no apto, pero a medida que fui sanando mi intestino, he podido volver a comer alimentos que había eliminado durante mucho tiempo. Para unirlo con el tema que nos interesa, el de ganar energía, hay que tener en cuenta que hay personas que se toman un dulce, una *pizza* o lo que sea y luego les viene un bajón de energía que les dura tres horas. Lo importante es que sepamos qué alimentos son más propensos a darnos estos síntomas para decidir si nos compensa tomarlos o no.

PUNTOS CLAVE DEL CAPÍTULO

1. Los cinco pilares fundamentales:

   → **Alimentación:** mantener una dieta saludable, antioxidante y antiinflamatoria.

   → **Ejercicio físico:** realizar actividad física regular.

   → **Reducción de tóxicos:** minimizar la exposición a tóxicos ambientales, tóxicos en el hogar, productos de higiene y cosméticos y utensilios de cocina.

   → **Control del estrés:** implementar técnicas para gestionar y reducir el estrés.

   → **Higiene del sueño:** asegurar un sueño adecuado y de calidad para que nuestro cuerpo se pueda reparar durante la noche respetando los ritmos circadianos.

2. **La importancia del porqué:** es esencial entender las razones de los cambios de estilo de vida para mantener la motivación y la constancia. Por ejemplo, saber cómo el azúcar afecta negativamente al cuerpo ayuda a evitar su consumo.

3. **Empoderamiento a través del conocimiento:** los pacientes deben informarse sobre sus medicamentos y tratamientos, tomando decisiones informadas basadas en un conocimiento completo. Este principio también se aplica a las recomendaciones dietéticas y de estilo de vida.

4. **Experiencia personalizada:** cada cuerpo reacciona de manera diferente a los alimentos y prácticas. Es importante escuchar al propio cuerpo y hacer ajustes según las respuestas individuales.

5. **Diferencia entre alergia e intolerancia:** es crucial entender la diferencia entre alergia alimentaria e intolerancia alimentaria. Las alergias involucran una respuesta exagerada del sistema inmunitario, mientras que las intolerancias se deben a dificultades en la digestión.

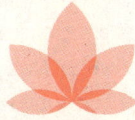

4

EL CLIC PARA EL CAMBIO

«Hacer el clic» es el primer paso de mi método infalible para recuperar la energía. Recuerda que la inflamación crónica nos provoca este cansancio y esta bajada brusca de energía. En mi caso, al sufrir una enfermedad autoinmune, este cansancio aún es más acusado, pero he conseguido superarlo y recuperar mi energía vital.

En este capítulo te voy a contar mi experiencia, lo que más me ha servido y algunos trucos para las primeras veces que te encuentras fuera de tu zona de confort.

Desde pequeña he sido una persona muy constante, siempre me han inculcado que tienes que trabajar y sembrar para luego recoger los frutos. Para mí la constancia es un concepto que se puede aplicar casi a todas las facetas de la vida, y también cuando queremos hacer un cambio de estilo de vida.

Uno de los puntos que quiero resaltar es la paciencia. No podemos esperar mejorar en un mes cuando llevamos veinte años enfermos. En mi caso, me animó mucho ver los primeros resultados en quince días, pero no siempre es así. Incluso hay veces que los primeros días te encuentras peor, ya que tu cuerpo está acostumbrado a funcionar de una forma y tú le estás rompiendo sus rutinas.

Otro punto clave es buscar ayuda externa para hacer estos cambios de hábitos; se ha visto que, si los cambios se hacen en comunidad, son mucho más fáciles de hacer: no te sientes sola, en los momentos de bajón sabes dónde acudir y además el típico «si ella puede, yo puedo» es muy fuerte.

Los hábitos

Uno de los libros más inspiradores en el terreno de los hábitos es *Hábitos atómicos,* escrito por James Clear, que se centra en cómo construir hábitos positivos y eliminar los negativos mediante pequeños cambios progresivos. Siempre creo que si tenemos las bases de cómo funciona nuestro cerebro, nos será mucho más fácil hacer los cambios después.

Clear argumenta que los hábitos son la base del éxito en la vida y que incluso pequeñas mejoras diarias pueden tener un impacto significativo a largo plazo. Pero, como dije antes, es importante no querer cambiarlo todo de golpe, debes ir poco a poco alineándote con tu ideal, sin agobiarte.

Otra técnica que Clear explica en el libro es el concepto de la *ley del hábito,* que afirma que los hábitos se forman a través de un ciclo de retroalimentación compuesto por una señal, una rutina y una recompensa. Comprender este ciclo puede ayudar a identificar y modificar hábitos. Por eso es importante tener una rutina matutina y nocturna clara, que al final del libro contaré para que hacer los cambios sea más fácil, duradero y que nos compense por los beneficios que obtendremos, en nuestro caso, esta subida brusca de energía.

También es muy interesante el sistema de cuatro pasos para cambiar hábitos que propone el autor: hacer que el hábito sea obvio, atractivo, fácil y satisfactorio. Este sistema proporciona un marco práctico para construir hábitos positivos y romper los negativos. Por ejemplo, si tienes un menú colgado en la nevera con platos sabrosos, tienes los ingredientes para cocinarlos y después los puedes compartir con tu familia, será mucho más fácil que los hagas que si no tienes muy claro qué comer, tu nevera está vacía y solo tienes ultraprocesados en el congelador.

Otro punto importante es la repetición; como todo en la vida, la práctica regular es fundamental para la consolidación de hábitos. Está bien ser flexible, pero la primera semana que quieres implementar un nuevo hábito no es bueno encontrar cualquier excusa para saltártelo.

Por último, dos puntos importantes en los que hace hincapié. El primero sería el impacto del entorno. Clear muestra cómo el entorno puede influir en los hábitos y cómo diseñar entornos para fomentar hábitos deseables y desalentar los no deseados. Intenta buscar círculos sociales que conozcan tu cambio de hábitos y te apoyen, sobre todo los primeros meses.

Y el segundo, y para mí uno de los más importantes: pequeños cambios, grandes resultados. Los pequeños cambios diarios pueden conducir a grandes resultados a largo plazo. Al centrarse en mejorar el 1% cada día, las personas pueden alcanzar un progreso significativo con el tiempo.

El primer día que recibí el menú de mi nutricionista para empezar todo el cambio me agobié un poco. No tenía todos los ingredientes/alimentos, había algunos que no sabía ni dónde comprarlos ni cómo cocinarlos y llevaba veinte años comiendo de una determinada forma, así que la primera semana solo cambié los desayunos, la segunda apliqué los cambios en desayunos y comidas y la tercera lo hice todo completo: desayuno, comida y cena. De esta forma tuve tiempo para ir asimilando los cambios, mirar dónde conseguir los alimentos e informarme de la mejor forma de cocinarlos.

Cuando te decidas a empezar estos cambios, ten en cuenta que tienen que ser sostenibles el resto de tu vida; es mejor hacer el 90% bien todos los días que algunos días hacerlo el 100% y otros el 10%. Para verlo más claro, el deporte es un fantástico ejemplo. ¿Qué es mejor, pasarte un día a la semana cinco horas en el gimnasio o ir cinco días una hora? Para nuestro cuerpo y nuestra mente es mucho más amable ir una hora cinco días a la semana: no agotaremos nuestro cuerpo, podremos integrarlo mejor en nuestro día a día y será mucho más fácil crear este hábito.

¡TRUCO!

En cuanto al ejercicio, si no sabes por dónde empezar, no te quieres apuntar a ningún gimnasio y dices que no tienes tiempo…, te quiero hablar del concepto *descanso* o *break activo*. Se trata de buscar esos momentos de descanso o de desconexión de lo que estemos haciendo. Ya sea si teletrabajas después de una reunión, o si llegas a casa antes de ponerte a hacer la cena, empieza por buscar cinco minutos dos o tres veces al día y haz:

- 20 sentadillas
- 30 segundos de plancha
- 30 segundos de *skipping* en el sitio
- 20 *jumping jacks*

Repite la secuencia tres o cuatro veces dos veces al día, y aquí no hay excusas, ¡¡¡¡¡sí que tienes tiempo!!!!! Además, no necesitas ningún material para realizarlo.

En este libro te cuento cambios de hábitos que afectan desde lo que comes en el desayuno hasta con qué limpias los cristales o a qué hora te vas a dormir. **No quieras hacerlo todo de golpe**. Eso solo te llevará a saturarte y a dejarlo todo al cabo de poco tiempo. Empieza poco a poco cambiando lo que te sea más fácil, y cuando tengas los primeros cambios integrados en tu vida podrás centrar tu atención en otros. Por ejemplo, no quieras eliminar todos los tóxicos que tienes en casa en un día, desde el jabón de las manos hasta la sartén donde haces la tortilla.

A mí me funcionó, cuando se me terminaba un producto de higiene personal o de limpieza, comprar el nuevo natural. Por ejemplo, si me quedaba poca pasta de dientes, la semana anterior empezaba a mirar opciones más naturales, tenía tiempo de comprarlo (¡¡la planificación es muy importante!!), y cuando se me terminaba el bote antiguo ya tenía el nuevo.

En productos que no tienen una vida útil tan corta, como puede ser el menaje de cocina, lo cierto es que pasé tres años con una olla pequeñita y una sartén de veinte centímetros sin tóxicos, y me apañaba para hacerlo todo allí. Han pasado cinco años y solo he añadido una cazuela de treinta centímetros, ja, ja, ja, imaginación e ingenio al poder. Muchas veces menos es más, en el sentido de que es mejor tener poco, pero de buena calidad que mucho y de mala calidad.

Busca aliados y aliadas que te ayuden o acompañen en el cambio. Todo es más fácil si no estás sola. Por ejemplo, para andar los clásicos diez mil pasos al día, intenta quedar con alguien por la mañana a primera hora para hacer al menos cinco mil pasos, seguro que en tu pueblo o ciudad hay grupos para quedar, o pregunta a personas cercanas. Si no encuentras a nadie, puedes buscar un pódcast o un audiolibro que te acompañe en estas salidas. Si tampoco te convence la idea, haz llamadas telefónicas de trabajo o placer mientras caminas por casa, no utilices ni escaleras mecánicas ni ascensores, bájate una parada de metro antes, utiliza el coche solo cuando sea imprescindible.

Si lo quieres hacer, seguro que encuentras la manera; si no, seguro que encuentras mil excusas para no ponerlo en práctica. Más adelante te daré algunos truquitos para cuando salimos de nuestra zona de confort, trabajo, vacaciones, fiestas, restaurantes...

Flexibilidad

Y si hablamos de hábitos también tenemos que hablar de flexibilidad. Si algo no queremos es que estos cambios nos provoquen más mal que bien. ¿A qué me refiero? Los cambios de hábitos no nos pueden generar ansiedad ni estrés en exceso, ya que si es así sería contraproducente. Es normal que los primeros días o semanas de implantación de un nuevo hábito no nos sintamos completamente cómodas o que tengamos cierto «estrés», pero al cabo de un tiempo se tiene que convertir en algo normal y que no suponga una montaña, ya que sabemos que este estrés también afecta a la inflamación de nuestro organismo, y si hay inflamación..., hay bajada de energía.

Es básico que conozcamos nuestro cuerpo y sepamos en qué y cómo podemos hacer estas excepciones para que nos afecten lo mínimo, y en qué casos no podemos permitirnos una excepción. Por ejemplo, una persona con enfermedad celíaca no se puede permitir el lujo de comerse un plato de pasta con gluten un día, pero en mi caso, por ejemplo, sé que las solanáceas (no te preocupes si no sabes lo que son, más adelante te lo cuento) a mí me inflaman, pero si un día pido una ensalada en un restaurante y me ponen dos tomates cherri, me los comeré si me apetecen, aunque sea un alimento que yo no consumo en casa.

Los mismo pasa con el azúcar. En mi día a día no lo consumo, pero si el día de mi cumpleaños compro una tarta sin gluten, pero con azúcar, porque no he tenido tiempo o ganas de hacerme la mía en casa, y me la como, no pasa nada, el cumpleaños es una vez al año. Esta mentalidad te hará bajar tu estado de alerta y poder disfrutar del cambio. Tal y como he contado en páginas anteriores, tenemos que conocer bien nuestro cuerpo y saber si nos encontramos ante una alergia o una intolerancia.

También dependerá mucho del carácter de la persona. Algunas lo hacen todo sin concesiones, ya que saben que, si un día hacen una concesión, ya no hay vuelta atrás. La clave está en el equilibrio, en saber cuál es tu medida para poder mantener la práctica en el tiempo.

La importancia del entorno

Estamos hechos para vivir en sociedad, sentirnos aceptados y ser parte de una comunidad. Cuando empezamos un cambio de estilo de vida es normal tener miedos y dudas de si nuestra tribu va a aceptar este cambio. En este caso sí te diría que tienes que ser egoísta y mirar por ti; tu salud y bienestar están en juego y ya pueden decir misa. De todos modos, sé que muchas veces es difícil nadar a contracorriente y te voy a dar algunas herramientas para que puedas ponerlas en práctica.

Lo que a mí me ha funcionado con familia, pareja y amigos es contar abiertamente que estoy haciendo un cambio de estilo de vida para mejorar mi calidad de vida y sentirme mejor; no pido que me acompañen (todo y que se agradecería), pero sí que me respeten y apoyen.

En mi círculo más cercano la verdad es que me he sentido siempre muy apoyada y me han ayudado en todo lo que han podido. No han seguido mis cambios de hábitos al 100 %, pero sí que han incluido algunos y han visto que les sentaban fenomenal.

Si no vives sola, intenta no tener que hacer siempre comida especial para ti, involucra a las personas que viven contigo en la compra, la planificación de menús, el momento de la cocina; siempre se pueden adaptar algunas partes de la comida a otras personas de la casa, ya sean pequeños o mayores. Es normal que todos no comamos lo mismo, sería raro y no tendría sentido, ya que un niño tiene unas necesidades energéticas muy diferentes a las de un anciano, pero la base tendría que ser la misma. Verduras, proteína de calidad y grasas saludables. Después, los hidratos de carbono puedes adaptarlos a cada una de las edades, pero siempre que estos carbohidratos no sean refinados y sean de alta calidad (luego te daré ejemplos, no te preocupes).

Vacaciones, restaurantes y fiestas

¿Sabes cuándo me encuentro «peor»? De vacaciones. *A priori* puede parecer un sinsentido, pero si nos paramos un momento a analizar, veremos que tiene todo el sentido, pero que hay formas para intentar que estas vacaciones se conviertan en placenteras y reconfortantes.

Las primeras vacaciones que tuve después de mi cambio de estilo de vida fui de viaje a las Azores. Quince días sin hacer deporte, solo caminar, y quince días sin poder comer igual que en casa y comiendo mucho más fuera que de costumbre. Los aceites de los restaurantes no son los mismos, la calidad de la carne, los condimentos, los panes sin gluten, las ollas y sartenes con las que se ha cocinado, el extra de azúcar en algunos postres y helados..., todo va sumando y nuestro cuerpo tiene una capacidad limitada para tolerarlo, más si aún estamos reparando un intestino dañado o tenemos una patología autoinmune.

Recuerdo que cuando volví de las Azores tardé tres semanas en recuperarme y volver a estar igual de bien que antes de marcharme. Con el tiempo es verdad que cada vez me puedo permitir más «vacaciones» y mi cuerpo se repara antes, pero de todos modos he aplicado algunos trucos básicos para cuidarme en vacaciones.

Siempre que se pueda intento ir a un apartamento, de esta forma me aseguro de poder hacer las máximas comidas en casa o prepararnos *tuppers* si prevemos que pasaremos todo el día fuera. En la maleta, siempre que sea posible, me llevo un pan de sarraceno, tostadas de castaña y arroz, frutos secos, alguna lata de pollo en conserva o alguna conserva de pescado en envase de cristal si se puede y una botellita de aceite de oliva virgen extra. Normalmente también me llevo mis enzimas digestivas para estos días; consúltalo con tu profesional por si ve adecuado que te las lleves.

El punto número dos es buscar el supermercado más grande que tengas cerca e ir a hacer una compra de básicos, fruta, verdura, huevos, algún lácteo de cabra o de oveja, si se encuentra, arroz y alguna cosita más que sea apta. Muchas veces también lo puedes encontrar en tiendas locales, pero a veces en este tipo de negocio más pequeño o a granel es más complicado ver etiquetas, etcétera, y más si estás en un país en el que no dominas el idioma.

Si tenemos la suerte de poder poner el coche en un ferri, evidentemente nos llevamos la jarra para poder filtrar el agua siempre y cuando sea agua potable; si no, consumimos agua embotellada. Si vamos con el coche es bingo, ya que me puedo llevar la esterilla, alguna pesa y algunas gomas para hacer algo de ejercicio todos los días. Si vamos en avión solo me llevo una goma de glúteos y una goma de brazos, ya que no pesan y ocupan poco y se pueden hacer un montón de ejercicios.

En vacaciones intento tener unos horarios similares a los habituales; quizá no me levanto a las siete, pero sí a las ocho. Intento mantener igualmente las doce horas de ayuno, y muchas veces hacemos dos comidas fuertes al día, ya que es ideal para aprovechar y poder hacer turismo tranquilamente. Entonces me levanto, hago ejercicio, me ducho, me arreglo y hacemos un buen desayuno lleno de proteína y grasa de calidad, para que sea saciante, nutritivo y energizante para todo el día de turismo. Si en la zona en la que hacemos turismo vemos algo apto que nos apetece para picar, lo hacemos; si no, ya nos esperamos a las ocho de la noche, hora aproximada a la que volvemos al apartamento, y cenamos bien.

En la aplicación de Google Maps puedes poner «*gluten free restaurants*», y también está la aplicación Find Me Gluten Free, que te puede ayudar para buscar sitios aptos si quieres comer fuera o no tienes más remedio. Intento buscar restaurantes con cartas etiquetadas con los alérgenos, o restaurantes que me puedan ofrecer una ensalada y carne o pescado a la plancha, a la brasa o al horno sin salsas, que sería lo más fácil normalmente. Siempre intento no improvisar y tener varios restaurantes localizados, me funciona genial preguntar a personas por redes sociales que hayan visitado estos sitios. Si el sitio se presta, siempre comento el tema del gluten y pregunto si me pueden cambiar el acompañamiento de patatas fritas por alguna otra verdura, por ejemplo.

Pregunto también si tienen pan sin gluten, y si no tienen les consulto si les molesta que saque mis tostadas de sarraceno sin gluten del bolso; no es un capricho, es un tema de salud, y el 90 % de las veces no he tenido problemas. Lo mismo si voy al típico hotel con bufé libre, casi siempre me llevo mis tostadas y mi pan, ya que, aunque haya opciones sin gluten, muchas veces son muy procesadas, llenas de azúcares, almidones, grasas trans, hidrogenadas, etcétera, que no hacen más que inflamarme.

Otro momento tenso para algunas es cuando nos invitan a una boda, bautizo, comunión o comida de trabajo. Normalmente, si es un sitio en el que hay un *catering* para muchas personas, cada día es más fácil que tengan opciones sin gluten, sin lactosa, veganas... Siempre recomiendo comentarlo con antelación a la persona que nos ha invitado, para que lo pueda preguntar y puedan preparar alternativas. De todos modos, dependiendo de cómo lo tengan organizado, si no lo veo claro, me llevo algo de emergencia, como las tostadas de sarraceno o unos frutos secos. Normalmente, lo más complicado es el típico de comida para picar, ya que la mayoría son rebozados, canapés, bocadillos... En estos casos, a veces hay tortilla de patatas, o puedes preguntar si te pueden dar alguna cosa para poner en tus tostadas directamente. En la típica boda puedes pedir que te pongan las salsas aparte, y normalmente tienen pan sin gluten también.

En cuanto a las bebidas, tenemos el agua, nuestra gran aliada; el agua con gas..., la kombucha, si la tienen; cerveza sin gluten y sin alcohol, y puede que algún cóctel sin alcohol, pero normalmente están llenos de azúcares.

Y, por último, en entornos laborales es donde nos suele costar más, ya que nos puede dar reparo tener que responder preguntas, pero al final a mí lo que mejor me sienta a nivel mental es contarlo abiertamente. Es un tema de salud: si así nos encontramos mejor, tenemos que mirar por nosotras y no comer por compromiso con otras personas cosas que sabemos que no nos van a sentar bien y nos van a perjudicar; si alguien no lo entiende, es su problema.

PUNTOS CLAVE DEL CAPÍTULO

1. **Cambiar hábitos de vida no es inmediato.** Los primeros resultados pueden aparecer en quince días, pero el progreso puede variar. Es fundamental ser paciente y comprender que el cuerpo necesita tiempo para adaptarse a nuevas rutinas.

2. **Hacer un cambio de hábitos en comunidad es más fácil y efectivo.** Tener apoyo social puede ser motivador y proporcionar una red de ayuda en momentos difíciles.

3. **Identificar las señales que desencadenan los hábitos y hacerlas visibles es crucial.** Asociar los hábitos deseados con recompensas atractivas ayuda a mantener la motivación.

4. **La consistencia y repetición son esenciales para consolidar hábitos.** Practicar regularmente fortalece los nuevos comportamientos.

5. **Diseñar un entorno que apoye los hábitos deseados y desaliente los no deseados puede ser muy efectivo.** El entorno juega un papel crucial en el éxito del cambio de hábitos.

6. **Es importante que los cambios de hábitos no generen ansiedad o estrés excesivo.** Adaptar y flexibilizar los cambios según las circunstancias individuales ayuda a su sostenibilidad a largo plazo.

TERCERA PARTE

Los malos y los buenos de la película

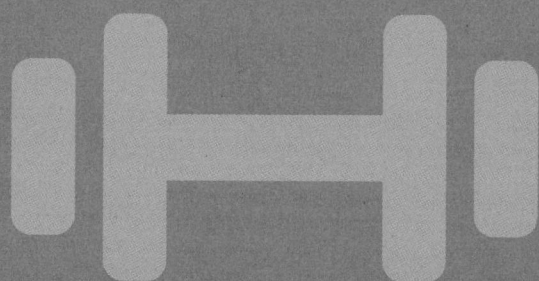

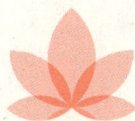

5

ESTRÉS, CORTISOL, RITMOS CIRCADIANOS Y CRONOBIOLOGÍA

En la vida, en las películas, en los libros, en la política, en la escuela…, parece que siempre hay dos bandos: los buenos y los malos. Para hacer una analogía y que sea fácil de recordar, en el contexto de ganancia de energía también es así: hay unos malos (que nos harán gastar energía sin sentido) y unos buenos (que harán que aprovechemos al máximo esta energía o que ayudarán a nuestro cuerpo a ser más eficiente generando energía).

Vamos a empezar hablando de los malos para que puedas ir eliminándolos al principio, y después hablaremos de los buenos. Justamente, a menudo tenemos mucha necesidad de saber cuál es el alimento o el suplemento milagroso que nos hará ganar energía, pero para empezar es mucho más importante eliminar todos estos ladrones de energía que empezar a poner motores sin haber sacado a los ladrones.

Vamos a verlo con un ejemplo: te dan las llaves de tu nueva casa y lo que te hace más ilusión es decorarla con los muebles, los jarrones, los cuadros, las cortinas…, pero es una casa que lleva mucho tiempo cerrada y que han visitado muchas personas. Los suelos están sucios, las ventanas manchadas por las lluvias y hay un ejército de hormigas en la cocina. ¿Verdad que no se te ocurriría poner los jarrones sin antes haber limpiado a fondo? Pues con nuestro cuerpo y cambio de hábitos es lo mismo: primero es importante interiorizar y eliminar los malos hábitos o los ladrones de energía, luego ya veremos cómo lo decoramos todo para que esté perfecto y a nuestro gusto.

En este capítulo exploraremos cómo el cortisol y el estrés crónico afectan a nuestra salud y qué estrategias podemos adoptar para manejar el estrés de manera efectiva. Desde la importancia de establecer límites y priorizar la salud hasta la adopción de actividades manuales sin pantallas y la organización del día, aprenderemos técnicas prácticas para mantener el estrés bajo control y mejorar nuestro bienestar general.

Además, examinaremos cómo el cortisol elevado puede impactar en nuestro metabolismo y nuestro sueño, y cómo mantener niveles óptimos de cortisol es crucial para evitar problemas de salud a largo plazo. Todo esto tiene relación con los ritmos circadianos y la cronobiología, que, como veremos, los tenemos que respetar para que estén acordes con nuestro cuerpo.

Con un enfoque holístico, este capítulo proporciona una comprensión profunda del estrés, el cortisol, los ritmos circadianos y la cronobiología, y te iré contando herramientas prácticas para gestionarlos en tu nueva vida diaria.

Estrés

Empecemos con uno de los mayores ladrones de energía de nuestros tiempos: el estrés. ¿Sabías que es uno de los mayores contribuyentes al malestar en las enfermedades autoinmunes?. Así que, si no te preocupas de gestionarlo, todo el trabajo externo que estás realizando se puede ver alterado e incluso puede resultar inútil. Cuando nos enfrentamos al estrés, nuestro cuerpo comienza a segregar cortisol, aumentando las pulsaciones y la presión sanguínea. Este proceso estaba bien adaptado para situaciones en las que era necesario escapar de un depredador, pero en la actualidad el estrés constante de la vida moderna puede tener efectos adversos en la salud.

El estrés es una respuesta biológica y psicológica a las demandas percibidas del entorno. Este mecanismo, que en situaciones de peligro o desafío puede ser beneficioso, se convierte en un problema cuando se vuelve crónico. En este contexto, el cortisol, conocido como la «hormona del estrés», juega un papel fundamental. Producido por las glándulas suprarrenales, el cortisol ayuda al cuerpo a manejar el estrés activando una serie de respuestas fisiológicas que, a corto plazo, son adaptativas. Sin embargo, cuando los niveles de cortisol permanecen elevados durante periodos prolongados, pueden surgir diversos problemas de salud, incluida la fatiga crónica y la falta de energía.

Tendemos a dar mucha importancia a nuestro cuerpo, a alimentarlo de forma saludable, a realizar ejercicio, a evitar los tóxicos…, pero a veces nos olvidamos de cuidar una de las partes más importantes, una de las partes que mayor capacidad tienen a la hora de hacernos sentir sanos, tanto por dentro como por fuera: la mente.

En mi caso, por ejemplo, me di cuenta gracias al confinamiento. Antes me levantaba a las seis de la mañana corriendo para coger el tren, ir al gimnasio, ir a la oficina hasta las seis de la tarde por lo menos, y llegar a casa a las ocho de la noche, muerta, estresada, hacer la cena medio dormida, cenar rápido e ir a dormir sin hacer la digestión.

Yo pensaba que lo estaba haciendo muy bien, pero estaba equivocada. Cuando el mundo se paró y todos nos quedamos en casa, bajé la guardia, bajé mi nivel de estrés y, después de un mes, empecé a dejar los antiinflamatorios, que era el único medicamento que estaba tomando.

El estrés es uno de los mayores contribuyentes al malestar en las enfermedades autoinmunes. Así que, si no te preocupas de gestionarlo, todo el trabajo externo que estás realizando se puede ver alterado e incluso puede resultar inútil. Cuando nos enfrentamos al estrés, nuestro cuerpo comienza a segregar la hormona cortisol y nos aumentan las pulsaciones y la presión sanguínea.

Este se encarga de paralizar funciones innecesarias que no se requieran en el mismo momento, como la digestión, el sistema reproductivo y el sistema inmunitario, asegurándose de que el cerebro y los músculos dispongan de todos los recursos necesarios para huir del factor estresante.

Esto estaba muy bien en la época en la que corríamos para escapar de depredadores, ya que en el momento en el que la amenaza era superada, el cuerpo retomaba la digestión y las funciones reproductivas, al tiempo que se recuperaba el estado de relajación.

El problema llega cuando durante el periodo de estrés no escapamos del león, sino que nos quedamos sentados en la silla delante del ordenador tecleando números sin parar, nos peleamos con nuestra pareja o no llegamos a final de mes. En este momento, el cortisol sigue elevado de forma continuada y podrá afectar a la presión sanguínea, al metabolismo, al sistema inmunitario, a la digestión, al sueño y a la salud del corazón.

Por ello es de vital importancia que dediques un tiempo a diario a bajar revoluciones, poner los pies en el suelo y alejarte del movimiento constante y de los problemas que te envuelven.

MIS TRUCOS PARA TENER EL ESTRÉS A RAYA

- Priorizar para mí es y ha sido la clave; en mi caso, priorizo mi salud, encontrarme bien, porque si me encuentro mal, aunque tenga un buen trabajo, una maravillosa familia o un magnífico piso, no lo voy a poder disfrutar. Las personas que nos hemos encontrado realmente mal sabemos valorar mucho los momentos en que nos encontramos bien, o más o menos bien, ya que en mi caso los dolores nunca desaparecen por completo (yo no sé o no recuerdo qué es no tener dolor en ningún sitio).

- Es muy importante saber poner límites, ver hasta dónde puede llegar tu cuerpo y no forzarlo nunca. Si puede llegar a 80, quédate mejor en 75, te lo agradecerá. Que muchas personas hagan mil cosas en un día no nos tiene que preocupar; yo prefiero hacer tres cosas, hacerlas bien y que mi cuerpo no sufra. Y para cuidarlo le tienes que dar tranquilidad y descanso.

- A mí también me va genial hacer alguna actividad manual sin pantallas. Puede que sea por culpa de mi trabajo, ya que me paso el día delante de una pantalla. Este año me he iniciado en el macramé y me gusta mucho. Me va muy bien para desconectar, es fácil, no cuesta demasiado dinero y es muy entretenido. Pero a cada persona lo que le vaya mejor: pintar mandalas, leer, hacer algún tipo de deporte, meditación, relajaciones...

- Pasar tiempo con personas con las que nos sintamos bien, que no nos agobien a preguntas, que nos escuchen, con las que podamos compartir un paseo tranquilo o una infusión. Las relaciones sociales para mí también son muy importantes.

- Después está la planificación y organización. Haz una cosa después de la otra, hazte una lista de las cosas que tengas previstas hacer este día y evita las distracciones.

Cortisol

El impacto del cortisol elevado en la energía es multifacético y complejo. Inicialmente, el aumento de cortisol moviliza las reservas de energía del cuerpo, liberando glucosa en el torrente sanguíneo para proporcionar una fuente inmediata de combustible. Este mecanismo es adaptativo en situaciones de emergencia, pero cuando se activa constantemente, agota las reservas energéticas y altera el equilibrio metabólico. La liberación continua de glucosa también contribuye a la resistencia a la insulina, aumentando el riesgo de diabetes tipo 2 y otros trastornos metabólicos.

Además, el cortisol elevado afecta al sueño, un componente crítico para la restauración de la energía. Niveles altos de cortisol, especialmente por la noche, pueden interferir con la calidad y la cantidad del sueño, causando insomnio o sueño fragmentado. La falta de sueño reparador a su vez contribuye a la fatiga y la somnolencia diurnas, creando un círculo vicioso de agotamiento y estrés.

Las personas con niveles crónicamente altos de cortisol a menudo reportan una sensación general de agotamiento, dificultad para concentrarse y una disminución en la motivación y el rendimiento físico. El nivel de cortisol se puede ver en una analítica sencilla de sangre, pero estoy bastante segura de que no te hace falta ver esta analítica para saber si lo tienes o no elevado.

Descanso, ritmos circadianos y cronobiología

Ya hemos visto que el estrés y el cortisol elevado absorben gran parte de nuestra energía. Esto está muy ligado a mantener una buena higiene del sueño, al respeto de los ritmos circadianos y a hacer caso a la cronobiología que nos viene dada desde hace miles y miles de años. Desde la antigüedad, las civilizaciones han observado los ritmos biológicos. Por ejemplo, los antiguos griegos y egipcios notaron cómo los ciclos de sueño y vigilia, así como otros procesos fisiológicos, seguían patrones diarios. Sin embargo, no existía una explicación científica, sino que se atribuía a la influencia de los astros o a fuerzas divinas. Ahora tenemos mucha información para utilizarla a nuestro favor.

El descanso y el sueño son componentes esenciales para el bienestar físico y mental. La regulación de estos procesos está profundamente arraigada en nuestros ritmos circadianos, que son ciclos biológicos de aproximadamente veinticuatro horas que rigen numerosos aspectos de nuestra fisiología. La cronobiología, el estudio de estos ritmos biológicos y sus efectos en la salud, nos proporciona una comprensión más profunda de cómo la sincronización interna y externa de estos ciclos afecta a nuestra energía y funcionamiento diarios.

La cronobiología ofrece una perspectiva crucial sobre cómo los ritmos circadianos no solo afectan al sueño, sino también al rendimiento cognitivo, la regulación hormonal y el metabolismo energético. Estoy segura de que en los próximos años se hablará mucho más de este concepto.

Comprender la conexión entre el descanso, los ritmos circadianos y la cronobiología es fundamental no solo para mejorar nuestra energía diaria, sino también para mantener una salud óptima a largo plazo.

Dormir

Yo pensaba que dormía bien... ¿Cuántas veces hemos oído que tenemos que dormir ocho horas? Y muchas veces nos pasamos ocho horas en la cama y creemos que lo estamos haciendo bien... Pero ¿son de calidad esas ocho horas? Yo antes (ahora cada vez me pasa menos) me iba a la cama, pero no había forma de dormirme, o me despertaba de golpe a las cinco de la mañana.

Esto provocaba que tuviera un sueño bastante malo e influía en mi estado de ánimo y en mi rendimiento a lo largo del día.

Un sueño de alta calidad fortalece el sistema inmunitario, equilibra tus hormonas, potencia tu metabolismo, aumenta tu energía física y mejora el funcionamiento del cerebro.

Dormir un mínimo de ocho horas y descansar de forma adecuada son factores clave para la salud, ya que cuando uno duerme poco, o no descansa lo suficiente, se produce inflamación en el cuerpo. Esto sucede debido a que los genes se activan y el sistema inmunitario se pone en modo defensivo. Del mismo modo, la falta de sueño puede afectar a las hormonas y facilitar el desarrollo de alguna enfermedad.

En mi caso, hacía bastante tiempo que sufría de insomnio, me costaba dormir, me despertaba a media noche... Yo quería pensar que solo era estrés, pero no podía ser, ya que me encontraba en una época tranquila. A raíz del test de disbiosis intestinal que me propuso hacer mi PNIE, detectamos parásitos intestinales, y una de sus manifestaciones puede ser la alteración del sueño. Igual que a mí me ha pasado esto, hay muchas otras patologías que te pueden causar insomnio, como por ejemplo el sobrecrecimiento bacteriano en el intestino delgado (SIBO, por sus siglas en inglés), la disbiosis, la candidiasis... Por este motivo creo que es muy conveniente prestar mucha atención a nuestro sueño y no normalizar el dormir mal.

Si no duermes bien, habla con un profesional y consulta a expertos en la materia. No pares hasta que consigas dormir bien, es muy importante para que tu cuerpo pueda cumplir sus funciones durante la noche.

Otro tema muy importante relacionado con el sueño son los ritmos circadianos, que juegan un rol muy importante en la energía que producimos. Hay estudios que relacionan directamente una mala calidad del sueño y una desregulación de los ritmos circadianos con una fatiga causada por una disfunción mitocondrial (recordemos que las mitocondrias son las encargadas de producir la energía de nuestro cuerpo).

La melatonina muchas veces es llamada la «hormona del sueño» porque justamente nos ayuda a dormir. Cuando hay poca luz, nuestro cerebro da órdenes para que se segregue en la glándula epitelial la melatonina. Unos ritmos circadianos rotos suprimen un 70 % nuestra capacidad de generar melatonina. Además, la melatonina tiene propiedades antioxidantes que ayudan a nuestras mitocondrias a luchar contra los tóxicos y los radicales libres. Por si aún no fuera suficiente, la melatonina incrementa la producción de otras hormonas antioxidantes como el glutatión.

En definitiva, para rematar nuestra energía, además de producir poca melatonina, un sueño de baja calidad causa que tengamos menos cortisol por la mañana. Sabemos que un exceso de cortisol es malo para nuestro cuerpo, pero un déficit también.

TRUCOS PARA DORMIR MEJOR

- **Evitar la cafeína a partir de las tres de la tarde** (aunque, si estamos haciendo el protocolo autoinmune o dieta AIP de forma estricta, lo eliminaremos del todo). La cafeína puede irnos bien para momentos puntuales, pero cuanto más nos cueste dormir, menos cafeína tendremos que tomar y antes deberemos dejarla. También es importante no tomar cafeína antes de las diez de la mañana, ya que interfiere con nuestro pico de cortisol natural.

- **Eliminar completamente el alcohol** (en ningún momento es bueno, pero menos por la noche). El alcohol reduce entre un 15 y un 40 % la producción de melatonina. Además, reduce la calidad del sueño e incrementa los despertares en medio de la noche.

- **Cenar pronto.** Por lo menos, dos horas antes de irnos a dormir para que nuestro cuerpo tenga tiempo de hacer la digestión.

- **¿Qué alimentos añadir a nuestra cena?**

  → Acompañar las cenas de una pequeña porción de carbohidratos saludables, como boniato, chirivía o plátano macho (estos nos ayudarán a mejorar el sueño).

  → Las almendras son una fuente rica en magnesio, un mineral que promueve la relajación muscular y puede mejorar la calidad del sueño.

  → Los plátanos son una excelente fuente de potasio y magnesio, que ayudan a relajar los músculos. También contienen triptófano, un aminoácido que se convierte en serotonina y melatonina, promoviendo el sueño.

  → Los pescados grasos, como el salmón, la sardina y la trucha, son ricos en ácidos grasos omega-3 y vitamina D, ambos relacionados con la regulación de la serotonina y la mejora del sueño.

- **¿Qué alimentos evitar en nuestra cena?**

  → Los alimentos picantes pueden causar indigestión y reflujo ácido, lo que puede dificultar conciliar el sueño y mantener un sueño profundo.

  → Los alimentos ricos en azúcar y carbohidratos refinados, como pasteles, galletas y refrescos, pueden causar picos y caídas en los niveles de azúcar en la sangre, lo que puede interferir con el sueño.

  → Comer grandes cantidades de proteínas antes de acostarse puede dificultar la digestión y hacer que el cuerpo trabaje más durante la noche, afectando a la calidad del sueño.

- **Evitar mirar pantallas iluminadas antes de ir a dormir** (es importante que el cuerpo entienda que es de noche para que libere más cantidad de melatonina), sean ordenadores, móviles, televisión, etcétera. Es mucho mejor si lees algún libro acompañado de luz tenue.
- **Utilizar luces tenues (incluso rojizas) en tu habitación.** Debería estar oscura y sin ruido.

En la parte final del libro te contaré mi rutina antes de ir a dormir; ya verás cómo vas a notar mejora, pero, como todo, necesita de constancia.

Si siguiendo todas esas estrategias aún te cuesta conciliar el sueño, te puedes ayudar durante una temporada concreta de algunos suplementos naturales, como por ejemplo:

→ **Valeriana:** es una planta herbácea perenne originaria de Europa y Asia. Sus raíces se han utilizado tradicionalmente como un remedio natural para tratar problemas de sueño y ansiedad. Los compuestos activos de la valeriana actúan sobre el sistema nervioso central, promoviendo la relajación y mejorando la calidad del sueño. La puedes tomar en infusión, en cápsulas, en gotas o poner unas gotas de aceite esencial en la almohada.

→ **Pasiflora:** es una planta trepadora originaria de América del Norte y del Sur. Sus flores y hojas se han utilizado tradicionalmente como un remedio natural para tratar la ansiedad, el insomnio y otros trastornos nerviosos. Los compuestos activos de la pasiflora, como los flavonoides y los alcaloides, actúan sobre el sistema nervioso central, ayudando a promover la relajación y el sueño. La pasiflora se puede consumir en forma de té, extracto o suplemento.

→ **Melatonina:** es una hormona producida por la glándula pineal en el cerebro, principalmente en respuesta a la oscuridad. Regula los ciclos de sueño-vigilia, facilitando el inicio y la calidad del sueño. Los suplementos de melatonina son comúnmente utilizados para tratar el insomnio y para ajustar el reloj biológico en casos de *jet lag* o trastornos del sueño por turnos laborales. En este caso lo utilizo solo de forma puntual. Siempre consulta con un profesional para que pueda recetarte lo mejor para tu caso.

Cronobiología y ritmos circadianos

La cronobiología es una rama de la biología que estudia los ritmos biológicos y los ciclos temporales en los organismos vivos. Estos ritmos, conocidos como ritmos circadianos, son patrones cíclicos que se repiten en intervalos regulares, como el ciclo de sueño-vigilia, la temperatura corporal, la secreción hormonal y otras funciones fisiológicas. Este concepto no hace mucho que se estudia y creo que va a pegar fuerte.

Es un campo crucial para entender cómo los ritmos biológicos afectan a la salud, el comportamiento y el rendimiento. También tiene aplicaciones en medicina, donde el conocimiento de los ritmos circadianos puede optimizar el tratamiento de enfermedades y mejorar la eficacia de los medicamentos al administrarlos en momentos específicos del día.

Los ritmos circadianos están sincronizados con el ciclo ambiental de luz y oscuridad, influenciando profundamente nuestro estado de alerta, energía y bienestar general. Respetar estos ritmos es esencial para mantener niveles óptimos de energía y funcionamiento diarios. Cuanto más alineado con la naturaleza esté nuestro día a día, mucho mejor.

El ciclo sueño-vigilia es uno de los ritmos circadianos más conocidos y está directamente relacionado con nuestros niveles de energía. Durante el día, la exposición a la luz solar ayuda a mantenernos alerta y activos al suprimir la producción de melatonina, la hormona que induce el sueño. A medida que se acerca la noche y la luz disminuye, los niveles de melatonina aumentan, preparando el cuerpo para el descanso. Este proceso asegura un patrón de sueño reparador, esencial para la recuperación física y mental, ya que el cuerpo se repara durante la noche. La generación de la melatonina empieza ya a primera hora de la mañana con la exposición a la luz solar.

TRUCOS PARA RESPETAR LOS RITMOS CIRCADIANOS

Para aprovechar al máximo los beneficios de nuestros ritmos circadianos y mantener niveles óptimos de energía, es crucial adoptar hábitos que los respeten y potencien:

- **Exposición a la luz natural:** tu objetivo tiene que ser ver el máximo número de salidas y de puestas de sol. En mi caso, cada día, cuando me levanto, intento salir a mi terraza y ver los primeros rayos de sol, evidentemente, sin gafas de sol ni protección solar. El resto del día intento pasar tiempo al aire libre y recibir luz solar directa todo lo que pueda. Por la noche, en cambio, trato de poner luces tenues y de no exponerme a luces azules, como pueden ser las de la tele o del teléfono móvil.

- **Rutinas consistentes de sueño:** siempre intento mantener un horario regular de sueño, acostándome y despertándome a la misma hora todos los días. Puede que los fines de semana o en vacaciones me acueste un poco más tarde, pero no mucho. Intento ir a dormir sobre las once de la noche y despertarme entre las seis y media y las siete.

- **Higiene del sueño:** la habitación donde dormimos tiene que ser como un santuario sagrado. Intenta que sea una habitación tranquila, ventilada, con pocos muebles, con ropa de cama 100 % de algodón, con temperatura agradable, libre de electrodomésticos y que invite a descansar. Antes de ir a dormir me gusta recostarme y leer algunas páginas de un libro tranquilamente, luego pongo tres gotas de aceite esencial de lavanda en la almohada y por último estoy entre cinco y diez minutos con un saquito de lavanda encima de los ojos haciendo una pequeña meditación. Luego ya apagamos la pequeña luz y a dormir. La verdad es que aplicando estas premisas el 90 % de los días me despierto de forma natural sin despertador. Si tengo algo importante sí que me pongo una alarma, por si acaso, pero realmente casi nunca llega a sonar. Cuando viajo siempre me llevo unos tapones y un antifaz de seda para que mi sueño pueda ser todo lo reparador que sea posible.

- **Actividad física diurna:** ¿cuándo iban los cazadores en busca de las presas? Durante el día. Realizar ejercicio físico durante el día, preferiblemente en la mañana o a primeras horas de la tarde, te ayudará a tener más energía por el día y a no excitarte si haces ejercicio muy tarde por la noche. Para mí es ideal cuando puedo practicar deporte a primera hora de la mañana, pues noto que durante todo el día mantengo un buen nivel de energía y por la noche estoy cansada para ir a dormir tranquilamente y descansar. Algunos días que por alguna razón he ido a hacer deporte después de las siete de la tarde, me ha costado más conciliar el sueño. A las últimas horas del día puedes practicar, por ejemplo, una sesión de estiramientos relajantes o de yoga nidra.

Ritmos circadianos y comida

Los ritmos circadianos también regulan el metabolismo, incluyendo la digestión y la utilización de energía. Comer a horas irregulares o durante la noche puede desajustar los ritmos metabólicos; es por eso por lo que sería lógico seguir unos horarios diferentes los meses de invierno que los de verano. En general, se recomienda comer cuando hay luz natural y dejar descansar nuestro sistema digestivo durante las horas de oscuridad. Mantener una rutina alimentaria que respete estos ritmos ayuda a optimizar la eficiencia metabólica, mejorando así la energía y el estado de ánimo.

Comer a intervalos regulares y evitar comidas pesadas antes de dormir ayuda a mantener el equilibrio metabólico y la energía. Este fue un cambio muy importante para mí, entender que antes de ir a dormir es mejor haber hecho la digestión; seguro que algún día te has acostado antes de hacerla y has notado como te ha costado más dormir o te has despertado a medianoche con el estómago removido.

La posición horizontal puede afectar a la eficiencia con la que el contenido del estómago se mueve hacia el intestino delgado. En posición vertical, la gravedad ayuda a mover los alimentos a través del sistema digestivo. Cuando nos acostamos, esta ayuda se reduce, lo que puede hacer que el vaciamiento gástrico sea más lento en algunas personas.

En este apartado te comentaré tres factores importantes para regular nuestro reloj en relación con las comidas.

Muchas veces es tan importante controlar qué comemos como cuándo y cómo lo comemos. Así que vamos a tener en cuenta estos aspectos:

→ **La ventana de horas durante las que comemos:** nuestro intestino tiene que descansar para poder hacer funciones de limpieza y repararse, por eso te propongo empezar con una ventana de comida de doce horas y otras doce horas de descanso. Es muy fácil; por ejemplo, si terminas de cenar a las nueve y media de la noche, no desayunas hasta las nueve y media de la mañana. Así es como empecé yo, y la verdad es que es bastante asequible para la mayoría de las personas que conozco. Una vez que tengas interiorizada esta ventana, te animaría a que intentes dejar una ventana más pequeña para la comida y otra más grande de descanso. Por ejemplo, un descanso de catorce o dieciséis horas. Cuando nuestra ventana de comidas es más pequeña, puede que en lugar de tres al día, con dos tengamos suficiente.

Aprovecho para comentar que otro de mis cambios fue pasar de comer cinco veces al día a comer tres. Parece una tontería, pero marca la diferencia; ya veremos que la digestión es uno de nuestros ladrones de energía. Si realmente sabes lo que tienes que comer, te aseguro que no vas a pasar hambre, al contrario; yo pasaba más hambre comiendo cinco veces al día. Al final del libro hay el plan de acción con un menú para quince días con desayuno, comida y cena. Hay algunas opciones para picar entre horas, pero tiene que ser de forma puntual, tu cuerpo te lo agradecerá.

→ **A qué horas comemos:** no es lo mismo hacer una comida de mil calorías por la mañana, cuando tenemos todo un día por delante, que hacerla a las once de la noche, una hora antes de irnos a dormir, por mucho que dejemos doce horas de descanso a nuestro intestino. Si haces tres comidas, ten en cuenta que la cena debe ser lo más ligera (fácil de digerir) posible, ya que nuestro cuerpo ya no va a gastar tanta energía y siempre podremos descansar mejor si no tenemos a nuestro intestino trabajando a toda máquina. Ligera no quiere decir que no incorpore proteína y grasas de calidad, pero sí que es mejor, por ejemplo, tomar la verdura cocinada por la noche y cruda al mediodía, y como proteína animal, por la noche se digieren mejor el huevo y el pescado que la carne.

Si quieres mejorar tus niveles de energía, intenta comer la mayoría de las calorías en el desayuno y la comida. De esta forma estarás ganando calidad y flexibilidad metabólica.

→ **El orden:** si lo que buscas es tener el control de tu cuerpo y energía, vas a ir mejor siempre que mantengas un orden. Intenta comer más o menos a las mismas horas. Si un día a la hora de cenar no tienes hambre, no pasa nada, sáltate la cena y ya desayunarás más. Sería mejor para nuestros ritmos saltarnos una cena que cenar a las once de la noche. Lo mismo por la mañana: si no te da tiempo de desayunar o te has levantado más tarde de lo habitual, no pasa nada, no desayunes y come a tu hora habitual.

Adaptógenos

Y si con todos estos trucos aún te cuesta mantener unos niveles de estrés bajos y dormir bien, tienes otras herramientas: los adaptógenos. Se trata de sustancias naturales, generalmente plantas y hierbas, que se utilizan para ayudar al cuerpo a adaptarse al estrés y a normalizar sus funciones fisiológicas. Tienen la capacidad de aumentar la resistencia del organismo a una amplia variedad de estresores físicos, químicos y biológicos.

Los adaptógenos ayudan a equilibrar y restaurar la homeostasis en el cuerpo. Esto significa que pueden tanto calmar como estimular el sistema nervioso dependiendo de lo que el cuerpo necesite.

Actúan de manera no específica, aumentando la resistencia general del cuerpo al estrés sin importar la fuente de este.

Tienen un efecto normalizador en los sistemas corporales, ayudando a optimizar diversas funciones fisiológicas sin causar efectos secundarios significativos. Los tres que he probado y que más me gustan por su efecto son:

→ **Ashwagandha:** es una planta adaptógena ampliamente utilizada en la medicina ayurvédica. Conocida también como «ginseng indio», ayuda a reducir el estrés, mejorar la energía y la resistencia física. Además, sus raíces contienen compuestos que tienen propiedades antiinflamatorias, antioxidantes y ansiolíticas.

→ **Eleuterococo:** también conocido como «ginseng siberiano», es una planta adaptógena que se utiliza para mejorar la resistencia al estrés y la fatiga. Originario del noreste de Asia, sus raíces contienen eleuterósidos, que se consideran responsables de sus efectos energizantes y fortalecedores del sistema inmunitario. A menudo se utiliza para aumentar la vitalidad y mejorar el rendimiento físico y mental.

→ **Rhodiola:** es una planta herbácea adaptógena que crece en regiones frías y montañosas de Europa, Asia y América del Norte. Ayuda a reducir los niveles de cortisol, la hormona del estrés, y mejora la respuesta del cuerpo al estrés. Mejora la capacidad física y mental, aumentando la resistencia y la vitalidad. Tiene propiedades antioxidantes que ayudan a proteger las células del daño oxidativo y a promover la salud general.

PUNTOS CLAVE DEL CAPÍTULO

1. **El estrés es una respuesta biológica y psicológica a las demandas percibidas del entorno.** Puede ser beneficioso en situaciones de peligro o desafío, pero problemático cuando se vuelve crónico.

2. **Durante el estrés, el cuerpo segrega cortisol, aumentando las pulsaciones y la presión sanguínea.** Paraliza funciones no esenciales, como la digestión y el sistema inmunitario, para proporcionar recursos al cerebro y los músculos.

3. **El cortisol elevado moviliza reservas de energía**, liberando glucosa en el torrente sanguíneo, lo que a largo plazo puede agotar las reservas energéticas, alterar el equilibrio metabólico y contribuir a la resistencia a la insulina y al riesgo de diabetes tipo 2.

4. **El cortisol elevado afecta a la calidad del sueño**, causando insomnio o sueño fragmentado, lo que a su vez contribuye a la fatiga y la somnolencia diurna, disminuyendo la concentración, la motivación y el rendimiento físico.

5. **Los ritmos circadianos son ciclos biológicos de aproximadamente veinticuatro horas que regulan funciones fisiológicas cruciales.** La sincronización con el ciclo de luz y oscuridad es vital para la energía y el funcionamiento diario. Se recomienda aumentar la exposición a la luz natural durante el día y evitar la luz azul por la noche.

6. **La melatonina es la hormona clave para inducir el sueño y regular los ritmos circadianos**, con propiedades antioxidantes importantes para la salud.

7. **Suplementos y adaptógenos: valeriana, pasiflora y melatonina pueden mejorar la calidad del sueño.** Adaptógenos como la *ashwagandha* y la *rhodiola* ayudan a reducir el estrés y mejorar el sistema inmunitario.

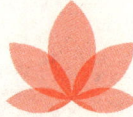

6

LA GLUCEMIA

Era «adicta» al azúcar y no lo sabía. Y como yo, muchas personas que dicen que no consumen azúcar. Yo no me ponía cucharadas de azúcar en las infusiones, en los yogures ni comía todo el día bollería, pero el sabor dulce estaba muy presente en mi día a día. Hoy en día, después de haber cambiado todo mi estilo de vida, me cuesta pasar por delante de una pastelería buena y no quedarme mirando las tartas, y a la hora de los postres, si no hay un postre apto en el lugar en que me encuentro, lo paso mal. No te preocupes, ya que, si te pasa lo mismo, al final del capítulo te daré algunos trucos para llevarlo mejor. Lo que más me ha ayudado es saber qué provoca el azúcar en mi cuerpo, cómo actúa y cómo utilizarlo siempre a mi favor, para que me ayude en mi día a día y no al contrario, que me reste energía.

Seguro que te suena la sensación de agotamiento constante, la necesidad de un café tras otro, y ni así estás despierta y con foco. Todos estos síntomas pueden estar indicando un mal funcionamiento de las mitocondrias, derivado de un exceso de energía. Cuando las mitocondrias reciben un exceso de glucosa constante, se ven obligadas a trabajar un turno doble y esto hace que se agoten y que trabajen de forma defectuosa, lo que deriva en esa sensación de cansancio y fatiga. Es verdad que la glucosa es una fuente importante de energía para nuestro cuerpo, también lo son las grasas y las proteínas, que transformamos en ATP (el sustrato que necesitan nuestras células para funcionar).

¿Qué nos dice la famosa OMS?

La Organización Mundial de la Salud (OMS) recomienda que los adultos y niños reduzcan la ingesta de azúcares libres a menos del 10 % de la ingesta calórica total. Para obtener beneficios adicionales para la salud, se sugiere reducir aún más la ingesta a menos del 5 % de la ingesta calórica total, lo que equivale aproximadamente a veinticinco gramos (unas seis cucharaditas) de azúcar al día.

Vamos a verlo con ejemplos, que para mí es la mejor manera de interiorizarlo y poder decir que no de forma firme cuando nos lo ofrecen.

- Una lata de refresco (330 ml) puede contener alrededor de 35 gramos de azúcar, excediendo la recomendación diaria.

- Un pequeño trozo de pastel o una porción de helado (100 ml) puede contener entre 15 y 20 gramos de azúcar.

- Un yogur con sabor (125 gramos) puede contener entre 10 y 15 gramos de azúcar.

Por estos valores alarmantes de azúcar es necesario que seamos conscientes de lo que nos estamos tomando en cada caso, para elegir comerlo o no.

TRUCOS PARA LEER ETIQUETAS

- **¡Que no te engañen! Estos son los nombres que puede tener el azúcar:** azúcar de caña, azúcar moreno, azúcar invertido, azúcar de remolacha, jarabe de maíz, jarabe de arce, jarabe de malta, jarabe de arroz, miel, melaza, panela, sirope de agave, maltosa, lactosa, dextrosa, fructosa, glucosa, galactosa, maltodextrina, concentrado de jugo de fruta, concentrado de jugo de manzana, concentrado de jugo de uva, azúcar de coco, azúcar de palma, azúcar de dátiles.

- **¿Cómo saber si un producto es bajo en azúcar?** Mira la tabla nutricional y fíjate en que lleve menos de cinco gramos de azúcar libre por cada cien gramos de producto. De todos modos, esto no significa vía libre para consumir sin control este producto.

- **No te fíes del «0 % azúcares añadidos»,** ni del «sin azúcar» muy grande, ni siquiera si en la tabla nutricional ves que no lleva más de cinco gramos de azúcar, ya que entonces habrán usado edulcorantes. Los edulcorantes sin calorías son una alternativa popular al azúcar y se utilizan para endulzar alimentos y bebidas sin aportar calorías adicionales. Algunos de los más populares son: aspartamo, sucralosa, sacarina, estevia, alulosa (aunque contiene calorías, son muy bajas en comparación con el azúcar regular), glicósidos de esteviol (extractos de la planta de estevia), eritritol, sorbitol (aunque no es libre de calorías, se considera un edulcorante reducido en calorías), manitol (similar al sorbitol, tiene menos calorías que el azúcar). De esta larga lista de nombres, para mí se salvarían los glicósidos de esteviol de forma puntual y de la máxima calidad posible.

En los alimentos podemos encontrar dos tipos de azúcares. Por una parte, los azúcares naturales se encuentran de forma inherente en alimentos como las frutas, las verduras, los lácteos y algunos granos. Estos azúcares no solo proporcionan energía, sino que también vienen acompañados de nutrientes esenciales, como vitaminas, minerales y fibra.

Por otra parte, los azúcares añadidos son aquellos que se incorporan a los alimentos durante el procesamiento o la preparación. Estos no solo aportan calorías vacías (sin nutrientes adicionales), sino que también pueden contribuir a picos y caídas rápidas de energía, lo que puede aumentar la sensación de fatiga. Además, el consumo de fructosa y sacarosa añadido a la dieta produce alteraciones importantes en el equilibrio de nuestra microbiota. Como hemos visto anteriormente, un desequilibrio en la microbiota nos lleva a una hiperpermeabilidad intestinal, que provoca una inflamación crónica de bajo grado, y esta, a su vez, un cansancio en nuestro día a día.

Cuando hablamos de la importancia de mantener una glucemia estable, no estamos hablando del azúcar añadido, pues doy por supuesto que en vuestras casas no está. Estamos hablando de los carbohidratos, que son azúcares: pan, pasta, *pizza,* arroz, frutas...

La insulina y qué papel juega en la película

La insulina es una hormona producida por el páncreas, específicamente por las células beta en los islotes de Langerhans. Es fundamental para la regulación del metabolismo de los carbohidratos, las grasas y las proteínas en el cuerpo. La principal función de la insulina es regular los niveles de glucosa (azúcar) en la sangre. ¿Cómo funciona la insulina?

Liberación de insulina

- Cuando consumimos alimentos que contienen carbohidratos, estos se descomponen en glucosa en el tracto digestivo.

- La glucosa entra en el torrente sanguíneo, lo que provoca un aumento de los niveles de glucosa en sangre.

- En respuesta a este aumento, el páncreas libera insulina en el torrente sanguíneo.

Transporte de glucosa a las células

- La insulina se une a los receptores de insulina en la superficie de las células (como las musculares y hepáticas).

- Esta unión permite que la glucosa entre en las células, donde se puede utilizar como fuente de energía inmediata o almacenarse como glucógeno para su uso futuro.

Regulación del metabolismo

- La insulina también inhibe la descomposición de las grasas y las proteínas, favoreciendo su almacenamiento, y regula la síntesis de proteínas y el almacenamiento de triglicéridos en el tejido adiposo.

Resistencia a la insulina

La insulina es necesaria para el funcionamiento de nuestro organismo, pero, cuando hay un abuso de carbohidratos, el cuerpo se satura y no puede manejar todo el tráfico, por lo que aparece la resistencia a la insulina.

La resistencia a la insulina ocurre cuando las células del cuerpo se vuelven menos sensibles a la insulina, lo que dificulta que la glucosa entre en las células. Como resultado, los niveles de glucosa en sangre permanecen elevados, lo que puede llevar a una serie de problemas de salud.

Cuando la glucosa no entra en las células, se acumula en el torrente sanguíneo, resultando en niveles elevados de glucosa en sangre, conocidos como hiperglucemia.

La hiperglucemia persistente puede dañar los vasos sanguíneos y los nervios, aumentando el riesgo de enfermedades cardiovasculares y neuropatías.

Como te conté al inicio del libro, nuestro cuerpo siempre tiende a la homeostasis, este equilibrio dinámico perfecto, así que si hay demasiado azúcar, en un intento de reducir los niveles elevados de glucosa en sangre, el páncreas produce y libera más insulina. Sin embargo, en personas con resistencia a la insulina, este esfuerzo adicional del páncreas no es suficiente para que la glucosa entre en las células de manera efectiva, y además estará gastando energía que no podemos utilizar para otras actividades.

Picos de azúcar

¿Te ha pasado alguna vez que después de comer alguna cosa alta en azúcar —un pastel, un helado, *pizza,* un refresco, un zumo— te ha dado un bajón?

Los picos de azúcar en sangre, también conocidos como hiperglucemia temporal, pueden tener varios efectos adversos en el cuerpo. Veamos por qué nos interesa mantener nuestra glucosa lo más estable posible.

→ **Fatiga y cansancio:** inicialmente, los niveles altos de azúcar en sangre pueden proporcionar un aumento temporal de energía, seguro que sabes a lo que me refiero. Sin embargo, cuando los niveles caen bruscamente, puede seguir un periodo de fatiga y cansancio.

→ **Aumento de la insulina:** cuando el azúcar en sangre se eleva, el páncreas libera insulina para ayudar a las células a absorber la glucosa. Picos frecuentes de azúcar pueden causar un aumento crónico en la producción de insulina, lo que a largo plazo puede llevar a resistencia a la insulina, un precursor de la diabetes tipo 2.

→ **Aumento de peso:** los altos niveles de insulina fomentan el almacenamiento de grasa, especialmente en el área abdominal. Además, el azúcar en exceso se convierte en grasa, contribuyendo al aumento de peso.

→ **Efectos en el estado de ánimo:** los niveles cambiantes de azúcar en sangre pueden causar cambios de humor, irritabilidad y dificultad para concentrarse. Esto se debe a que el cerebro depende de una cantidad constante de glucosa para funcionar correctamente. ¿Te suena?

→ **Inflamación:** los picos de azúcar frecuentes causan inflamación crónica de bajo grado en el cuerpo, y, como ya sabemos, esta inflamación va a hacer que nuestros niveles de energía decaigan.

→ **Disminución de la función inmunitaria:** los niveles altos de azúcar pueden debilitar el sistema inmunitario, haciendo al cuerpo más susceptible a infecciones.

La importancia de mantener una glucemia estable

Para que nuestro cuerpo tenga unos niveles de energía mantenidos debemos intentar mantener la glucemia lo más estable posible durante el día. A continuación, te voy a dar unos trucos muy simples que puedes aplicar hoy mismo y que en mi caso han repercutido en grandes cambios en mis niveles de energía.

- **Empezar el día con un desayuno salado** si es que desayunas: parece una tontería, pero si lo primero que le das al cuerpo después de horas de descansar es azúcar va a ser lo que va a querer el resto del día. Además, es la fuente de energía más rápida que tiene el cuerpo, y cuando se le acabe te va a pedir más. ¿Te suena comer un plato de pasta blanca para comer y volver a tener hambre pasadas solo dos horas?

- **Empezar la comida y la cena con un entrante verde:** este cambio también es muy fácil y significativo. Lo que comas después va a estar arropado por esa ensalada, no tendrás tanta hambre y además seguramente aliñarás esa ensalada con aceite de oliva virgen extra, una grasa que también hace el que pico de glucosa no sea tan elevado.

- **Combinar las fuentes de carbohidratos con grasa y proteína:** los carbohidratos los tenemos que «arropar», que es un concepto que leí en el libro *Hábitos que te salvarán la vida,* de la doctora Odile Fernández, y que realmente me ha ayudado mucho a preparar mis platos con sentido. Si te apetece un plátano, genial, ¿pero te has planteado ponerle un poco de *tahin* o crema de frutos secos por encima? ¿O hacerte unos *pancakes* en los que añades un huevo, por ejemplo?

- **Las cantidades importan:** no es lo mismo comerte un plato de arroz o pasta blanca que ponerte dos cucharadas de arroz cocinado, y enfriado veinticuatro horas, encima de una ensalada que lleva aguacate (grasa) y caballa en conserva (proteína).

- **El orden afecta al resultado:** cuando nos apetezca incorporar carbohidratos a nuestra comida intentaremos hacerlo al final, es decir, primero consumiremos las verduras, las proteínas y, por último, los carbohidratos, en la medida de lo posible. Lo que no haría nunca es comerme el pan o las patatas al principio, como pasa muchas veces en los restaurantes, que tardan tanto en servir que ya te has comido todo el panecillo con el estómago vacío y el cuerpo falto de energía.

- **Cucharadita de vinagre de manzana** sin pasteurizar antes de las comidas también te va a ayudar a mantener unos niveles de glucosa estables.

- **Ejercicio** antes de las comidas y en ayunas y paseo después de las comidas. Y otro factor muy importante es el movimiento: no es lo mismo comernos una paella y estar en el sofá el resto de la tarde que ir a pasear por la tarde una hora, por ejemplo. Lo que yo hago el 80 % de los días es una hora de ejercicio funcional en ayunas, y después de la comida y la cena intento caminar unos quince minutos, si puede ser por la calle, mejor, y si no, haciendo cositas por casa.

PUNTOS CLAVE DEL CAPÍTULO

1. **Adicción oculta al azúcar:** sin darte cuenta, es posible que estés consumiendo grandes cantidades de azúcar a través de alimentos aparentemente saludables. Este consumo constante puede llevar a una dependencia difícil de manejar, especialmente cuando se trata de resistir tentaciones como pasteles o postres.

2. **Impacto del azúcar en el cuerpo:** un consumo excesivo de glucosa sobrecarga las mitocondrias, lo que puede causar fatiga y un mal funcionamiento energético. Aunque la glucosa es esencial, el cuerpo también utiliza grasas y proteínas para producir energía, lo que redunda en la importancia de equilibrar la dieta.

3. **Recomendaciones de la OMS:** la Organización Mundial de la Salud aconseja reducir la ingesta de azúcares libres a menos del 10 % de la ingesta calórica diaria, y sugiere disminuirla aún más, a menos del 5 %, para obtener beneficios adicionales para la salud.

4. **Consejos prácticos para reducir el azúcar:** leer las etiquetas de los productos es clave para identificar diferentes tipos de azúcares ocultos. Además, mantener una dieta equilibrada, evitar picos de glucosa y realizar ejercicio físico regular puede ayudar a estabilizar los niveles de energía y prevenir problemas de salud relacionados con el azúcar.

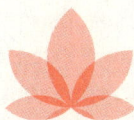

7

OTROS LADRONES DE ENERGÍA

Algunos ladrones de energía no parecen tan malos y muchas veces pueden pasar desapercibidos y camuflarse muy bien entre la multitud. Estoy segura de que ni siquiera sabías que algunos de ellos eran ladrones, incluso podías pensar que eran buenos, ya que algunos han tenido muy buena publicidad y *marketing* (te lo dice una publicista que durante algún tiempo trabajó en agencias de publicidad y vio algunas cositas que mejor no contar).

Multitasking

Muchas veces pensamos que por estar haciendo muchas cosas a la vez somos más productivas y eficientes. Estamos con los auriculares haciendo una llamada de trabajo, mientras tenemos en el fuego la comida y al mismo tiempo estamos pendientes de que nuestro gato no suba a la mesa o contestando un mensaje de nuestra amiga. Nuestra atención se diluye, no estamos presentes en ninguna de las acciones que estamos haciendo, lo que nos acaba agotando, y cuando termina la llamada no sabes qué te han dicho, se te ha quemado la comida y no encuentras a tu gato.

Esta forma de vivir no tiene ningún sentido. Yo era una de esas que se creen superguáis por hacer tres cosas a la vez; con el tiempo llegué al *burnout* y la ansiedad se apoderó de mí. Hice un trabajo psicológico con la ayuda de una profesional y en poco tiempo empecé a cambiar pequeños hábitos que me han llevado a estar mucho más relajada, disfrutando de lo que estoy haciendo en cada momento y siendo mucho más eficaz.

En resumen, se trataría de aplicar el *mindfulness,* tener atención plena a lo que estemos haciendo en un determinado momento, intentar tener el mínimo de interrupciones posibles y sacar el máximo partido a nuestro tiempo. Aplicando esta nueva forma de trabajar consigo terminar antes el trabajo y no terminar agotada como antes. El *mindfulness* no solo sirve para el trabajo, también se aplica cuando miras una serie, por ejemplo; si estoy mirando una serie, no estoy con el móvil; si estoy preparando una receta, lo hago también con los cinco sentidos, calculando bien los ingredientes, fijándome en la textura, el olor, los tiempos... Ya verás como vas a empezar a prestar atención a un montón de detalles que antes te pasaban desapercibidos.

Cuando desconectamos de una actividad tardamos veinte minutos en volver a entrar en ella. Ya no nos acordamos de qué decía el *email* que íbamos a responder y tenemos que volver a leerlo, ya no sabemos en qué carpeta teníamos que guardar la factura o nos hemos olvidado de que teníamos cita en la peluquería.

Un truco sería trabajar por bloques de tiempo sin interrupciones. Hay un famoso método llamado *pomodoro* que funciona por bloques de veinticinco minutos y cinco minutos de descanso. Estos veinticinco minutos son los más productivos y están enfocados a una única tarea. Los cinco minutos de descanso posteriores se recomienda que sean activos y no para mirar las redes sociales. Puedes hacer tantos bloques como necesites. Yo no lo aplico todo el día, pero sí que analizo la tarea que quiero realizar y más o menos calculo cuánto tiempo voy a tardar, entonces me pongo un temporizador y apago todo tipo de notificaciones, cierro la puerta del estudio e intento terminarla en el tiempo que he marcado. Si veo que me falta más tiempo, descanso cinco minutos y hago otra tanda.

Pantallas y redes sociales

En la era digital, las redes sociales y las pantallas se han convertido en una parte integral de nuestra vida diaria, muchas veces por trabajo. Si bien ofrecen muchos beneficios, su uso excesivo puede convertirse en un ladrón de tiempo y energía, contribuyendo a la fatiga física y mental.

Las redes sociales están diseñadas para captar y mantener nuestra atención a través de notificaciones constantes, el desplazamiento infinito y la interactividad social. Esta sobreestimulación nos puede llevar al agotamiento mental y dificultar la concentración en otras tareas importantes. Además, estamos expuestos a una luz artificial mientras lo hacemos, y muchas personas lo hacen por la noche o a primera hora de la mañana.

Como hemos visto, el uso de pantallas antes de dormir, especialmente de dispositivos que emiten luz azul, puede interferir con la producción de melatonina, la hormona que regula el sueño. Esto resulta en insomnio o sueño de mala calidad, lo cual afecta negativamente a nuestra energía y rendimiento diarios.

La comparación social y la sobrecarga de información en las redes sociales pueden aumentar nuestros niveles de estrés y ansiedad. Además, el tiempo prolongado frente a pantallas a menudo se asocia con una disminución de la actividad física; la próxima vez que tengas la tentación de entrar en cualquier red social, antes haz diez sentadillas.

TRUCOS PARA REDUCIR EL USO DE PANTALLAS Y REDES SOCIALES

- **Utiliza aplicaciones que te ayuden a monitorear y limitar el tiempo que pasas en redes sociales.** Establece un tiempo máximo diario y cúmplelo estrictamente. A mí, por ejemplo, me salta un aviso cuando llevo diez minutos en Instagram.

- **Incorpora periodos de tiempo durante el día en los que te desconectes completamente de las pantallas.** Dedica esos momentos a actividades como la lectura, el ejercicio o la meditación. En mi caso, desde las nueve de la noche hasta las nueve de la mañana intento no mirar pantallas. Antes de sentarme a cenar apago el teléfono y no lo enciendo hasta el desayuno. Con la televisión hago lo mismo: en verano cenamos en la terraza y no la miramos, y en invierno a las nueve y media de la noche la apagamos.

- **Programa descansos regulares de las redes sociales.** Considera hacer un «*detox* digital» los fines de semana o durante las vacaciones para reducir la sobrecarga de información y el estrés. En temporadas con sobrecarga me ha ido genial estar cuarenta y ocho horas con el teléfono solo disponible para llamadas y SMS, avisando a mis familiares para que pudieran contactarme en caso de urgencia.

Tóxicos y disruptores endocrinos

Los cambios que voy a contar es muy importante introducirlos poco a poco y no obsesionarse. A mí me empezaron a molestar mucho el olor a lejía, el olor del esmalte de uñas, los perfumes, algunos productos de cosmética... Poco a poco he ido cambiando cositas y estoy muy contenta con los avances.

Cada día nos exponemos —en gran parte por desconocimiento— a infinidad de sustancias tóxicas en nuestro hogar, contenidas en los productos de higiene personal, cosmética, alimentos, utensilios de cocina, esmaltes, pinturas...

¿Dónde encontramos los tóxicos?

→ **Aire:** pasamos el 90 % de nuestra vida dentro de edificios y viviendas.

→ **Alimentos y agua:** agroquímicos, metales pesados, cloro...

→ **Menaje de cocina:** plásticos, metales pesados, esmaltes...

→ **Productos de limpieza:** cloros, amonios, butoxietanol, ftalatos...

→ **Construcción y decoración:** pinturas, asbesto, amianto...

→ **Cosmética e higiene personal:** metales pesados, nanopartículas, parabenos, sulfatos...

→ **Campos electromagnéticos.**

→ **Otros:** ropa, juguetes, electrodomésticos...

Higiene y cosmética

¿Cuántos productos diferentes tienes en el baño, en tu neceser, en tu ducha...? En nuestra rutina diaria de higiene y belleza, a menudo recurrimos a una variedad de productos de higiene y cosmética considerables. Sin embargo, muchos de estos productos contienen sustancias químicas que pueden ser tóxicas y actuar como disruptores endocrinos. Estos compuestos no solo afectan a nuestra salud hormonal, sino que también pueden tener efectos a largo plazo en nuestro bienestar general. Además, por mucho que nos digan que han pasado todas las pruebas en laboratorios, lo que no se ha estudiado es el efecto cóctel de los diferentes ingredientes juntos y sus efectos a lo largo del tiempo.

Los disruptores endocrinos son sustancias químicas que pueden interferir con el sistema endocrino del cuerpo. Este sistema es responsable de regular las hormonas, que son cruciales para el funcionamiento normal de varios órganos y sistemas del cuerpo. Los disruptores endocrinos pueden imitar, bloquear o alterar la producción y acción de las hormonas, lo que puede llevar a diversos problemas de salud, desde trastornos reproductivos hasta enfermedades crónicas.

Estos son los principales tóxicos que debemos tener en cuenta:

→ **Parabenos:** conservantes en productos como champús, acondicionadores, lociones, cremas y maquillaje. Imitan el estrógeno, lo que puede conducir a problemas hormonales, cáncer de mama y toxicidad reproductiva.

→ **Ftalatos:** plastificantes en productos como esmaltes de uñas, lacas para el cabello, perfumes y lociones. Asociados con problemas reproductivos, malformaciones fetales y alteraciones en el desarrollo hormonal.

→ **Triclosán:** agente antibacteriano en jabones, pastas dentales, desodorantes y productos de limpieza. Puede afectar a la función tiroidea y contribuir a la resistencia bacteriana.

→ **BHA y BHT (butilhidroxianisol y butilhidroxitolueno):** conservantes en maquillajes, cremas hidratantes y otros productos de cuidado personal. Posibles carcinógenos que pueden causar disrupciones hormonales y efectos tóxicos en los órganos.

→ **Formaldehído y liberadores de formaldehído:** conservantes en productos como esmaltes de uñas, tratamientos capilares y ciertos cosméticos. Carcinógeno conocido que puede causar reacciones alérgicas y problemas respiratorios.

→ **Filtros solares químicos (oxibenzona, octinoxato):** ingredientes activos en protectores solares y productos de cuidado solar. Pueden actuar como disruptores endocrinos y están relacionados con alergias y daños en los corales marinos.

TRUCOS PARA EVITARLOS
AL MÁXIMO (SIN OBSESIONARNOS)

- **Leer las etiquetas:** igual que hemos tenido que hacer con las etiquetas alimentarias, es importante que nos familiaricemos con los ingredientes tóxicos comunes y que revisemos las etiquetas de los productos antes de comprarlos.

- **Optar por productos naturales:** elige productos de higiene y cosmética que utilicen ingredientes naturales y sean libres de químicos tóxicos. Cada vez hay más marcas que lo hacen bien, así que pregunta por ellas y enamórate de los resultados. Busca productos certificados como orgánicos o libres de tóxicos por organizaciones de confianza.

- **Usar alternativas caseras:** en este punto no soy muy experta, pero hay libros o cuentas de Instagram que te pueden ayudar mucho. Considera preparar tus propios productos de higiene y belleza con ingredientes simples y naturales como aceite de coco, bicarbonato de sodio y aceites esenciales.

- **Evitar fragancias sintéticas:** ¿esta colonia que te pones a las ocho de la mañana aún huele a las ocho de la tarde? Desconfía. Las fragancias sintéticas pueden contener ftalatos y otros químicos dañinos. Opta por productos sin fragancia o con fragancias naturales derivadas de aceites esenciales.

Limpieza del hogar

Ya te puedes imaginar que con los productos de limpieza pasa lo mismo. Intenta utilizar el mínimo de productos posibles. Yo siempre que se pueda, limpio con vinagre blanco, y si necesito algún producto específico miro que sea ecológico y uso poca cantidad. También hay mezclas caseras que puedes hacer con aceites esenciales que huelen de maravilla, limpian y no «ensucian» nuestra casa.

Los tóxicos más comunes serían el amoniaco, los ftalatos, compuestos orgánicos volátiles, formaldehído... También fíjate en que algunas velas pueden liberar tóxicos al quemarse, afectando a la calidad del aire y la salud. Estas son algunas opciones naturales:

- Elige velas hechas con ceras naturales (abeja, soja, palma o coco).

- Evita las velas que contengan parafina o fragancias sintéticas.

- Prefiere velas perfumadas con aceites esenciales naturales.

- Evita las fragancias sintéticas que puedan contener ftalatos y otros químicos.

- Busca certificaciones de sostenibilidad y no toxicidad, como el sello EcoCert.

Además...

- Usa guantes para proteger tu piel.

- Usa mascarilla (ahora ya somos expertas).

- Abre las ventanas.

- Enjuaga bien y lávate las manos.

- No utilices ambientadores en ninguna estancia.

Tóxicos en la cocina

¡Y cuando ya hemos comprado los mejores productos ecológicos..., los cocinamos en una sartén antiadherente! Yo antes no era consciente del error hasta que lo descubrí, investigué e hice un cambio paulatino. Cada vez que tenía que comprar un nuevo utensilio de cocina miraba que este fuera libre de tóxicos, y de esta manera poco a poco he ido haciendo la transición hacia una cocina lo más libre de tóxicos posible.

Principales tóxicos en la cocina:

→ **Compuestos perfluorados (PFC):** recubrimientos antiadherentes en sartenes y ollas, como el teflón.

→ **Bisfenol A (BPA):** plásticos de policarbonato utilizados en envases de alimentos y botellas de agua.

→ **Ftalatos:** plásticos flexibles, como envolturas de plástico y algunos recipientes de almacenamiento de alimentos.

→ **Aluminio:** ollas, sartenes y papel de aluminio. Y no te olvides de la típica cafetera italiana de toda la vida, mejor cámbiala por una de acero inoxidable.

→ **Cobre no revestido:** ollas y sartenes de cobre sin revestimiento.

→ **Plomo:** algunos utensilios de cerámica y vidrio antiguos o mal esmaltados.

→ **Cadmio:** algunos utensilios de cerámica con esmaltes de colores brillantes.

¿Qué podemos hacer, qué materiales son seguros?

→ **Utensilios de cocina de acero inoxidable:** duraderos, no reaccionan con alimentos ácidos y no liberan tóxicos. Opta por utensilios de acero inoxidable de alta calidad y evita los que contengan níquel si tienes alergias.

→ **Utensilios de cocina de hierro fundido:** añaden hierro a los alimentos, son duraderos y tienen propiedades antiadherentes naturales cuando están bien tratados. Este material será interesante siempre para personas que no tengan un exceso de hierro, ya que una pequeña cantidad sí que migra a los alimentos.

→ **Utensilios de cocina de cerámica y vidrio:** no liberan tóxicos y son seguros para alimentos ácidos. Asegúrate de que estén libres de plomo y cadmio. Prefiere utensilios de marcas confiables y certificadas. Por ejemplo, intenta sustituir los *tuppers* de plástico por otros de vidrio o de acero inoxidable. Evita calentar alimentos en plásticos, incluso si son libres de BPA.

→ **Después tenemos los utensilios de silicona:** a mí no me gustan demasiado y los utilizo solo de forma puntual para hacer repostería; nunca los uso para cocinar pescado, verduras, etcétera, pues creo que tenemos opciones mucho mejores.

→ La **madera** de calidad sería una buena opción, pero es verdad que es complicado limpiarla bien y se debe tener en cuenta la cuestión de la contaminación cruzada, ya que es un material poroso. El **bambú** tampoco termina de ser de total confianza para mí, ya que muchas veces vienen recubiertos de algún barniz.

→ Utiliza **papel de horno sin blanqueantes,** e intenta eliminar de tu cocina el papel de aluminio y el papel film. Puedes encontrar otras alternativas interesantes, como el papel de cera de abeja, recipientes de cristal, etcétera.

Tóxicos ambientales

El medio ambiente que nos rodea también está contaminado con una variedad de tóxicos que pueden afectar a nuestra salud y a la del planeta. Muchas veces no está en nuestras manos controlarlo, y no pasa nada, hacemos lo que podemos, pero sí que es interesante tener un mínimo de conocimiento para poder eliminar al máximo estas exposiciones.

Principales tóxicos ambientales:

→ **Metales pesados:** emisiones industriales, pinturas a base de plomo, pilas, pesticidas y algunos productos de consumo.

→ **Pesticidas y herbicidas:** agricultura, productos para el cuidado del jardín y algunos productos de consumo.

→ **Plásticos y microplásticos:** productos plásticos, envases de alimentos y bebidas, y contaminación del agua.

→ **Compuestos orgánicos volátiles (COV):** emisiones de vehículos, productos de limpieza, pinturas y productos de construcción.

→ **Dioxinas y furanos:** incineración de residuos, producción de papel blanqueado con cloro y algunos procesos industriales.

→ **Radiaciones wifi y de dispositivos electrónicos:** a menudo no prestamos atención a estos tóxicos. De nuevo hago hincapié en no obsesionarse, es muy difícil vivir apartada de estas tecnologías, pero vale la pena conocer un poco cómo actúan en nuestro organismo para poder prevenir los efectos negativos al máximo. ¿Te ha pasado alguna vez que llevas varias horas delante de las pantallas o hablando por teléfono o con auriculares y notas una niebla mental y un dolor de cabeza inexplicable? Hay personas que somos más sensibles a este tipo de radiaciones, por eso te dejo estos cambios que he aplicado a medida que he podido.

• Coloca el rúter en un lugar central, lejos de áreas donde pasas mucho tiempo, como dormitorios y salas de estar.

• Apaga el enrutador wifi cuando no esté en uso, especialmente durante la noche.

• Siempre que sea posible, utiliza conexiones Ethernet en lugar de wifi para reducir la exposición.

• Prefiere auriculares con cable en lugar de auriculares Bluetooth para las llamadas telefónicas.

- Utiliza el altavoz o auriculares con cable para mantener el teléfono alejado de tu cabeza.

- Evita llevar el teléfono móvil en el bolsillo del pantalón o en el sostén.

- Utiliza protectores de pantalla y filtros EMF para reducir la exposición a la radiación de los dispositivos.

- Designa áreas en tu hogar, como dormitorios, donde no se permiten dispositivos electrónicos. En la habitación de matrimonio intentamos no utilizarlos.

Primeros pasos que puedes aplicar ya:

→ Tener pocos productos de limpieza y que sean ecológicos.

→ Cocinar con ollas/sartenes de titanio o acero inoxidable: son una gran inversión, pero es la única solución que he encontrado para cocinar tranquila. Además de que los alimentos quedan superbuenos y es un ahorro de tiempo y de dinero en energía.

→ Beber agua alcalina con una jarra filtradora y purificadora de agua (tipo Alkanatur). Esto lo he implementado hace ya bastantes años y estoy muy contenta por la reducción de plástico y la practicidad, además de por los beneficios para el organismo del agua alcalina.

→ Utilizar pocos productos de cosmética e higiene, y siempre naturales/ecológicos.

→ No utilizar ambientadores, cambiarlos por flores frescas o secas y difusores con gotas de aceites esenciales.

→ Comer productos ecológicos siempre que sea posible.

→ Solamente utilizar los *tuppers* de plástico para guardar comida fría; nunca poner nada caliente ni calentar nada dentro de ellos. Poco a poco quiero ir sustituyéndolos por los de cristal.

→ No utilizar casi nunca el microondas.

→ Poner los teléfonos en modo avión y parar el rúter del wifi mientras dormimos.

→ Ventilar bien la casa todos los días.

Estimulantes

¿A quién no le gusta el café, el té o el chocolate? Y desde siempre hemos visto que estos tres productos nos dan un chute de energía, así que pueden ser nuestros aliados en momentos concretos si sabemos cómo utilizarlos, pero también pueden ser nuestros enemigos si no tenemos en cuenta ciertos factores.

¿Cómo es el mecanismo de acción de la cafeína? Bloquea los receptores de adenosina en el cerebro, lo que reduce la sensación de fatiga y aumenta la liberación de neurotransmisores como la dopamina y la norepinefrina, mejorando temporalmente el estado de alerta y el rendimiento.

Algunos conceptos importantes:

→ Los estimulantes pueden mejorar el estado de alerta y la concentración a corto plazo, ayudando en tareas que requieren atención sostenida.

→ La cafeína puede mejorar el rendimiento físico y mental durante periodos de fatiga o baja energía.

→ Con el uso regular, el cuerpo puede desarrollar tolerancia a los efectos de la cafeína, lo que significa que se necesita una cantidad cada vez mayor para obtener el mismo efecto.

→ El consumo excesivo de estimulantes puede aumentar los niveles de estrés y ansiedad.

→ La cafeína tiene efectos diuréticos, lo que puede aumentar la pérdida de líquidos y electrolitos. Se recomienda beber por cada café el doble de agua.

Cafeína: presente en el café, el té, el chocolate y algunas bebidas energéticas. Con el café también debemos tener en cuenta dos datos importantes. Uno es que altera nuestra permeabilidad intestinal, así que si no nos encontramos bien a nivel digestivo o estamos en un brote de nuestra enfermedad autoinmune, no será buen momento para tomarlo. El otro es que nos puede subir el cortisol, así es que, si decides tomarlo, establecer una hora máxima para su consumo será básico. Recordemos que el cortisol es una hormona que juega un papel crucial en la regulación del ciclo de sueño-vigilia y la respuesta al estrés. Los niveles de cortisol son más altos poco después de que nos despertemos, y alcanzan su pico aproximadamente entre las seis y las ocho de la mañana. Después del pico matutino, los niveles de cortisol descienden gradualmente, con pequeños picos adicionales alrededor del mediodía y temprano por la tarde. Los niveles de cortisol son más bajos por la noche, lo que facilita el sueño.

La cafeína puede aumentar temporalmente los niveles de cortisol, lo que puede amplificar la respuesta al estrés y potencialmente interferir con el ritmo circadiano natural. Tomar café cuando los niveles de cortisol ya están altos puede reducir la efectividad de la cafeína y aumentar la dependencia de esta para mantenerse alerta.

La hora ideal para tomar el café por la mañana es entre las nueve y media y las once y media. Después del pico matutino de cortisol, los niveles comienzan a descender, haciendo que el efecto de la cafeína sea más eficaz sin interferir significativamente con el ritmo circadiano. El segundo buen periodo para tomar café sería entre la una y media y las tres y media de la tarde. Este periodo coincide con el segundo descenso de cortisol después del almuerzo, ayudando a combatir la somnolencia posprandial sin afectar los niveles de cortisol de la mañana o la noche.

Debemos evitar tomar café después de las tres y media para minimizar la interferencia con el sueño nocturno. La cafeína tiene una vida media de aproximadamente cinco o seis horas, lo que significa que consumirla tarde puede dificultar que conciliemos el sueño.

Es importante limitar la ingesta de café a una o dos tazas al día para evitar efectos adversos como la ansiedad, el insomnio y la dependencia de la cafeína. Además, te recalco que no es para nada necesario, en mi caso no forma parte de mi día a día, lo tomo dos días a la semana en momentos concretos, por ejemplo. La base de nuestra energía no debe estar en el café.

Teobromina: principalmente presente en el chocolate. Es similar a la cafeína, pero con efectos más suaves y prolongados. El chocolate, especialmente el que contiene azúcar añadido, puede provocar picos y caídas en los niveles de glucosa en sangre. Recomiendo consumir solamente el de 85 % cacao hacia arriba, para evitar estas grandes cantidades de azúcar.

L-teanina: comúnmente encontrada en el té verde. Tiene un efecto calmante y puede contrarrestar algunos de los efectos estimulantes de la cafeína, promoviendo un estado de alerta relajado. Más adelante te hablaré de los tres más interesantes a nivel antiinflamatorio y que nos pueden dar un plus de energía interesante.

La digestión

Y por último, otro importante ladrón de energía es la digestión. Más adelante te contaré cómo funciona y cómo tener mejores digestiones para que nos quiten la mínima energía.

PUNTOS CLAVE DEL CAPÍTULO

1. El *multitasking*, las pantallas y las redes sociales son unos verdaderos ladrones de energía; intenta enfocarte en una sola cosa a la vez. Puedes utilizar el método *pomodoro*: intenta reducir el tiempo que dedicas a las redes sociales, por ejemplo, poniendo un bloqueador de tiempo a los diez minutos.

2. Encontramos gran cantidad de tóxicos en los productos de higiene y cosmética. Sobre todo evita parabenos, ftalatos, triclosán, BHA y BHT, formaldehído y los filtros solares químicos.

3. Los productos de limpieza del hogar también están cargados de tóxicos. Intenta utilizar mezclas caseras con productos naturales o comprar marcas con certificación ecológica.

4. Los utensilios de cocina también son un punto importante que tener en cuenta: evita plásticos, siliconas, aluminios..., y ve cambiando tus utensilios por otros de acero inoxidable, vidrio o hierro fundido.

5. Los estimulantes como el té, el chocolate o el café también nos pueden jugar una mala pasada, ya que podemos pensar que realmente nos dan energía, pero es una falsa sensación y pueden interferir en nuestro sistema digestivo y ritmos de descanso. Intenta no abusar de ellos y que tu energía no dependa del número de cafés que te tomas en un día.

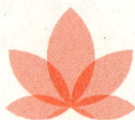

8

MOTORES DE ENERGÍA

Después de haber explorado los numerosos «ladrones de energía» en nuestras vidas, como las redes sociales, las pantallas y el consumo excesivo de estimulantes, es momento de que nos centremos en los motores de energía: aquellas prácticas, hábitos y elementos que nos ayudan a recargar nuestras baterías internas y a mantener un estado de vitalidad y bienestar.

Los motores de energía son esenciales para contrarrestar los efectos negativos de los factores que drenan nuestra energía. En un mundo donde el estrés, la sobrecarga de información y los hábitos poco saludables son la norma, identificar y potenciar nuestras fuentes de energía se vuelve crucial. Estos motores no solo nos ayudan a sentirnos más activos y enfocados, sino que también mejoran nuestra salud física y mental a largo plazo.

Para mí ha sido básico detectar qué motores de energía me funcionan; puede que a todas las personas no les funcionen los mismos, pero te invito a probarlos para que puedas decidir si te han ayudado o no; *a priori* puede parecer que algunos te van a cansar más que dar energía, pero dales una oportunidad.

Los famosos diez mil pasos

Tal y como he contado muchas veces, para las personas que tenemos alguna enfermedad autoinmune o patología digestiva, no es suficiente con cambiar la alimentación. Puedo comer muy antiinflamatorio, pero si estoy todo el día sentada en una silla o en el sofá, mi cuerpo se va a oxidar.

Nuestro cuerpo necesita movimiento, y muchas veces parece que ir al gimnasio, levantar pesas o hacer maratones es la única forma de moverse. En nuestro caso, es muy fácil pensar: «Como yo todo esto no lo puedo hacer, mejor me quedo en casa». Pero esto no es lo que mejor le va a nuestro cuerpo. Yo antes no era consciente de la cantidad de pasos que hacía en un día, pero ahora todos lo tenemos muy fácil para averiguarlo: la mayoría de los móviles nos lo indican de forma muy sencilla.

Hay veces que cuesta, pero os voy a dar algunas ideas o trucos que a mí me van bien para poder hacer los diez mil pasos diarios.

MIS TRUCOS PARA ANDAR DIEZ MIL PASOS

- Hacer los diez mil pasos de golpe puede ser cansado y pesado, y más aún si no tienes la rutina integrada, así que te propongo que los hagas en dos tandas. En mi caso, me va genial hacer unos cinco mil o seis mil por la mañana justo después de levantarme y el resto por la tarde.

- Otro truco que va muy bien es ir a caminar con alguien más. Por ejemplo, yo voy a caminar cada mañana con mi madre; de esta forma sabes que hay una persona esperándote y te vas a activar rápidamente.

- A mí también me funciona hacer llamadas de trabajo mientras paseo por casa.

- Otra idea (cuando te encuentras mínimamente bien) es intentar subir algunas escaleras. Por ejemplo, si vives en un cuarto, puedes subir dos pisos por las escaleras, o en el tren/metro no subir por las mecánicas.

- Si salir a caminar solo o sola te aburre, puedes aprovechar para escuchar un pódcast motivacional, un audiolibro o tu música favorita.

- Si quieres que esta caminata sea más intensa, puedes añadir unas bandas elásticas cortas para ir haciendo ejercicios con los brazos, o, si te animas, unas mancuernas de medio kilo o un kilo. Esto último depende de cada persona y de cómo estén sus articulaciones.

- Yo, por ejemplo, en momentos en los que me encontraba muy bien incluso corría lento diez minutos en bajada. Cada persona conoce su cuerpo y sabe hasta dónde llegar.

Ejercicio de fuerza

Antes de la pandemia, cuando hacía medio año más o menos que había empezado mi cambio de estilo de vida, empecé a ir al gimnasio y la verdad es que el cambio y la mejoría que noté fueron brutales en cuanto a movilidad, flexibilidad, resistencia... Después, con la pandemia, seguí practicándolo en casa bastante tiempo, hasta que perdí el hábito y ya no me encontraba tan bien. ¿Influyó dejar de hacer deporte en mi salud física? Puede ser.

Tenía muy claro que pasada la pandemia tenía que volver a incorporar el hábito, y así lo hice. Siempre digo que andar es muy importante y necesario, pero ahora he visto que para mí no es suficiente, mi cuerpo necesita algo más, un movimiento más integral, que además me permita ganar masa muscular.

Siempre recomiendo que sea un ejercicio controlado por un profesional, de forma individualizada o en grupos muy pequeños, en mi caso, evitando siempre al máximo ejercicios de impacto o de cardio intenso.

La mayoría de las veces que vemos a mujeres en el gimnasio, su máxima prioridad es quemar grasa, pero en estudios recientes se ha visto que es muy importante que las mujeres realicen ejercicios de fuerza.

Beneficio del ejercicio de fuerza para las mujeres:

→ **Disminuirás el riesgo de osteoporosis:** las investigaciones muestran también que el entrenamiento de la fuerza puede aumentar la densidad mineral ósea de la espina dorsal (y promover el modelado óseo) hasta un 13 % en seis meses. Este fenómeno, emparejado con la cantidad de calcio recomendada para los deportistas, puede ser una de las mejores defensas contra la osteoporosis en las mujeres.

→ **Reducirás el riesgo de lesión, molestias en la espalda y artritis:** el entrenamiento de la fuerza no solo forma músculos más fuertes, sino que también mejora la resistencia de los tejidos conectivos (por ejemplo, ligamentos y tendones) aumentando la estabilidad de las articulaciones. Los resultados de un reciente estudio que ha durado doce años muestran que aumentar la fortaleza de la zona lumbar tiene una incidencia del 80 % de éxito en la eliminación o alivio del dolor en la parte baja de la espalda. Otros estudios confirman que el entrenamiento de fuerza ayuda a fortalecer las articulaciones y puede disminuir el dolor proveniente de la osteoartritis.

→ **Reducirás el riesgo de diabetes:** el ejercicio de fuerza puede mejorar la forma con la que el cuerpo procesa el azúcar, lo que reduce el riesgo de padecer diabetes. El comienzo de la diabetes en adultos es un problema que está aumentando cada día. Las investigaciones indican que el entrenamiento de fuerza puede aumentar el uso de la glucosa en el cuerpo hasta un 23 % en tan solo cuatro meses.

MIS TRUCOS PARA EL EJERCICIO DE FUERZA

- Acuérdate de calentar y estirar antes del entrenamiento. Esto favorece el incremento de la temperatura corporal y la activación de los músculos y de las conexiones neuromusculares, disminuyendo así la probabilidad de lesiones.

- No es necesario que levantes grandes pesos, sino que puedes optar por un tipo de entrenamiento de fuerza que consista en varias repeticiones usando resistencias medias o ligeras.

- Pide ayuda a los profesionales si no sabes cómo realizar los ejercicios de fuerza. Es muy importante aprender su ejecución correcta.

- En casa también puedes entrenar la fuerza, aunque no tengas mancuernas; en su lugar utiliza botellas, paquetes de arroz o incluso una mochila llena de libros.

Taichí

Durante mucho tiempo había oído hablar de los grandes beneficios que tenía la meditación en personas con enfermedades autoinmunes, para bajar el estrés y el cortisol, y yo no hacía más que preocuparme pensando que había algo ahí que yo no era capaz de hacer y que realmente era tan importante y beneficioso.

Lo intenté varias veces, pero la verdad es que no terminaba de entender cómo entrar en el *flow* de meditar. A pesar de eso, estoy segura de que un día lo conseguiré; puede ser que cuando estés leyendo las páginas de este libro ya lo haya conseguido, pero creo que es importante que te cuente mi experiencia, ya que otras personas con las que he hablado también se han sentido identificadas conmigo y frustradas con la meditación.

Un día leí en un libro de Ferran Cases, *Bye bye ansiedad*, que una de las mil cosas que había probado para mejorar su ansiedad era el taichí, y ahí fue la primera vez que la palabra me resonó, por lo que busqué un poco de información y vi algunos vídeos por internet. Leí, además, que era una actividad apta para todas las edades y que dependiendo del ejercicio estabas trabajando diferentes emociones, órganos del cuerpo, etcétera.

Pero aquel no era el momento y no seguí indagando. Al cabo de un año estaba apuntada en el gimnasio municipal de mi pueblo y vi que anunciaban una nueva clase de taichí, lo que me recordó la experiencia de Ferran Cases para combatir una ansiedad de la que yo ya había vivido algunos episodios, pero esa clase era a las once y media de la mañana, una hora difícil para personas en activo. Sin embargo, un día que era fiesta en Barcelona, pero no en mi pueblo, fui a esa clase, y allí, junto a tres personas mayores, conocí a mi profesor e hice mi primera clase de taichí en vivo. Me encantó. Mientras hacíamos diferentes ejercicios, el profesor iba explicando el porqué de esos ejercicios, qué emoción estábamos trabajando, qué órgano, y todo relacionado, además, con la época del año...

¡¡Una de las frases que realmente me hicieron el clic fue definir el taichí como «meditación en movimiento», claro!! ¡¡¡¡Era eso!!!! Eran todos estos beneficios de la meditación, pero en movimiento, mucho más acordes a lo que mi cuerpo necesita. A las personas con enfermedades reumáticas no nos van nada bien las actividades de estar mucho tiempo en la misma posición, inmóviles, con las piernas cruzadas. Lo que me había pasado en mis intentos frustrados de meditación era que mi cabeza se centraba en el dolor e incomodidad que estaba viviendo en lugar de disfrutar del momento presente.

Este sentimiento también lo he vivido algunas veces con ejercicios de yoga. Aparentemente, en muchos casos el yoga es perfecto, pero en mi caso hay muchos ejercicios que, al tener que aguantar una posición forzada, hacían que mi cabeza se centrara en el dolor y no en disfrutar del ejercicio.

Después de aquella clase salí con una idea clara. Tenía que incorporar el taichí en mi vida como fuera, pero no era fácil; justamente era mi última semana en este centro deportivo y los horarios no me iban nada bien. Después de la clase, esperé al profesor y le pregunté en qué sitios más daba clase, y me contó que los sábados por la mañana hacía unas prácticas al aire libre. Por varias razones no fue hasta unos tres meses después, cuando además volví a sufrir algunos episodios de ansiedad, que empecé a practicarlo de forma semanal una hora con clases presenciales. Además, lo mejor ha sido que he podido compartir esta actividad con mi madre, así que satisfacción doble.

Y gracias a esta hora a la semana con profesor ya he podido integrar el taichí en mi día a día. Intento practicarlo mínimo diez minutos al día por la mañana o por la noche, si puede ser con un poco de música relajante, con poca luz y con una vela encendida.

Y ahora estarás pensando: «Pero, Clàudia, ¿qué tiene que ver esto con ganar energía?». Pues mucho, vuelve a pensar en la palabra *taichí*.

El taichí chuan está profundamente relacionado con la noción de *chi* o *qi*, que se refiere a la energía vital según la medicina tradicional y las artes marciales chinas.

El taichí se basa en principios de la filosofía taoísta, incluyendo el concepto de *taiji* (太極), que se refiere al equilibrio dinámico entre fuerzas opuestas, como el yin y el yang.

En el contexto del taichí, el flujo de *chi* (energía) se puede mejorar y equilibrar a través de la práctica regular. El taichí se basa en movimientos suaves, fluidos y circulares, así como en una respiración profunda y consciente. Estos movimientos están diseñados para promover el flujo de *chi* a lo largo de los meridianos del cuerpo, canales a través de los cuales fluye la energía vital.

Se considera que cuando el *chi* fluye sin obstrucciones, el cuerpo y la mente se mantienen en un estado de equilibrio y armonía, lo que ayuda a tener una salud y un bienestar óptimos. Por el contrario, cuando el flujo de *chi* se bloquea o está desequilibrado, pueden surgir problemas de salud y malestar físico y emocional.

Algunos estudios han investigado los efectos del taichí en la salud mitocondrial y han encontrado evidencia preliminar de que su práctica regular puede mejorar la función mitocondrial y la eficiencia energética en las células. Se cree que los movimientos suaves y fluidos del taichí, combinados con una respiración profunda y consciente, pueden ayudar a mejorar la circulación sanguínea y el suministro de oxígeno a las células, lo que a su vez puede favorecer la función mitocondrial y la producción de energía celular.

Además, el taichí se ha asociado con la reducción del estrés, la mejora del equilibrio y la coordinación, y la promoción de un estado de relajación y bienestar general. La reducción del estrés y la ansiedad puede tener efectos positivos adicionales en la salud celular y la función mitocondrial, ya que el estrés crónico se ha relacionado con el deterioro de la salud celular y el envejecimiento prematuro.

Y por si aún no te he convencido..., también he descubierto varios efectos del taichí para personas que tenemos enfermedades autoinmunes.

1. **Reducción del estrés:** para pacientes que tenemos enfermedades autoinmunes, en las que el estrés está muy presente y puede empeorar los síntomas, el taichí puede ayudar a gestionar las respuestas al estrés y promover un estado de relajación. Tal y como hemos visto anteriormente, tener unos niveles de cortisol adecuados hará que nuestro cuerpo esté menos inflamado y, por lo tanto, que tengamos más energía.

2. **Mejora de la calidad del sueño:** mientras dormimos, nuestro cuerpo se recupera y se autorrepara. Muchos pacientes con enfermedades autoinmunes experimentamos problemas del sueño, ya sea debido al dolor, la ansiedad o la inflamación. El taichí ha demostrado mejorar la calidad del sueño y ayudar a conciliarlo más fácilmente.

3. **Fortalecimiento del sistema inmunitario:** algunos estudios apuntan que el taichí puede tener efectos positivos en la función inmunológica. Un sistema inmunitario fortalecido puede ayudar a los pacientes con enfermedades autoinmunes a gestionar mejor sus síntomas y a reducir la gravedad de los brotes. El taichí puede influir en el sistema nervioso autónomo, que está involucrado en la regulación de funciones corporales automáticas, como la respuesta inmunitaria.

4. **Mejora del equilibrio y la flexibilidad:** muchas enfermedades autoinmunes, como la artritis reumatoide y el lupus, pueden afectar a las articulaciones y los músculos, lo que provoca rigidez y pérdida de equilibrio. El taichí, con sus movimientos suaves y fluidos, puede mejorar la flexibilidad, el equilibrio y la coordinación, lo que ayuda a reducir el riesgo de caídas y mejora la movilidad. Además, los ejercicios son fáciles de adaptar: al contrario que en otras disciplinas, que precisan movimientos con las articulaciones totalmente extendidas, en este caso la mayoría de los ejercicios se realizan con una leve flexión de la articulación y siempre sin forzar, cada persona llega donde llega. A medida que vas practicándolo, tu propio cuerpo te va enseñando los límites. En cuanto a los ejercicios de equilibrio, me ha sorprendido lo bien que me van para bajar los niveles de estrés

y poder concentrarrme en el aquí y ahora. Es una magnífica forma de estar en el presente, pues en cuanto me desconcentro visual o mentalmente, me desequilibro y caigo. Cuanto mejor estoy mentalmente, más tiempo aguanto la posición. ¿Te animas a probarlo? Unos de los ejercicios que más me gustan es el de caminar como un gato. Y no hay excusa, no necesitas material y lo puedes practicar en cualquier sitio y momento del día.

5. **Mejora de la circulación sanguínea y linfática:** el taichí implica movimientos suaves y fluidos que mejoran la circulación sanguínea y linfática. Un flujo sanguíneo y linfático más eficiente ayuda a transportar células inmunitarias y nutrientes por todo el cuerpo, fortaleciendo así la respuesta inmunitaria.

6. **Bienestar emocional:** las enfermedades autoinmunes pueden tener un impacto significativo en nuestro bienestar emocional, lo que puede incluir sentimientos de depresión, frustración y aislamiento social. La práctica regular de taichí nos ayuda a promover un estado de calma, mejorar el ánimo y fomentar la conexión mente-cuerpo.

Pilates y yoga

El pilates y el yoga también son dos disciplinas ideales para practicar combinadas con ejercicios de fuerza. Por ejemplo, lo que a mí me gusta hacer y lo que sería mi ideal: tres días de entreno de fuerza, un día de yoga y otro de pilates. Además, el yoga y el pilates los puedes practicar casi en cualquier sitio solo con una esterilla. Por internet hay mil rutinas de diferentes niveles que puedes adaptar como a ti te vayan mejor. Por ejemplo, yo hay bastantes posiciones de yoga que no puedo hacer, ya que no puedo apoyarme con las muñecas, pero no pasa nada, hago mis variaciones apoyándome con los codos. También existen los bloques, los cojines y las cintas de yoga, que nos ayudan a hacer estos ejercicios que muchas veces nos cuestan.

Actividades manuales

Vuelve a conectar con tus manos, tu cuerpo, un lápiz, un pincel, arcilla, jardinería, lo que te guste; solo hay un requisito: que no implique pantallas. Puede que sea una obsesión mía, ya que al trabajar ocho horas al día con ordenador y móvil, todo el resto intento que sea sin pantallas, pero la verdad es que para recargar pilas me encanta hacer actividades que impliquen activamente mis manos en contacto con otras cosas o materiales. Puede ser cuidar de las plantas de mi terraza, preparar unas galletas por placer dándoles forma con las manos, hacer un tapiz de macramé, jugar con arcilla y hacer un churro si solo te sale eso. Con estas actividades estamos buscando otro fin.

Las actividades manuales, como tejer, bordar, pintar o trabajar con arcilla, funcionan como una forma efectiva de reducir el estrés. Estas actividades fomentan la concentración y el enfoque en una tarea específica (vivir el momento presente), lo cual te ayuda a calmar la mente y reducir los niveles de cortisol, la hormona del estrés que hemos visto anteriormente.

Muchas actividades manuales implican habilidades motoras finas, coordinación mano-ojo y planificación visual, todas las cuales son formas de ejercitar el cerebro. Esto no solo mantiene la mente activa, sino que también puede mejorar la memoria, la concentración y la agilidad mental.

Al enfocarte en una tarea manual, se reduce la rumiación y la preocupación excesiva, dos componentes clave de la ansiedad. Aquí vemos de nuevo la importancia del *mindfulness*. Esto permite relajarse y liberar tensiones acumuladas, lo cual es beneficioso para mejorar el bienestar general y la energía. Algunas actividades manuales, como tejer o bordar, pueden tener un efecto calmante similar al de la meditación.

El sol y la vitamina D

¡Tomando un poquito el sol ya tienes las cantidades de vitamina D! Años atrás casi no se hablaba de la vitamina D. Últimamente se ha dado más importancia que nunca a esta vitamina…, y por algo será. Se habló mucho de ella a raíz de la pandemia de la covid-19 y cada vez se han podido comprobar más vínculos entre unos buenos niveles de esta vitamina y una buena salud.

Si hablamos prácticamente con cualquier persona, veremos que es habitual la existencia de déficit de vitamina D.

Antes de seguir quiero aclarar un concepto: la vitamina D puede considerarse una hormona. Aunque se le llama *vitamina,* en realidad funciona como una hormona en el cuerpo. Esto se debe a que, una vez que es producida en la piel o ingerida a través de la dieta o suplementos, la vitamina D es transformada en el hígado y luego en los riñones en su forma activa, conocida como calcitriol.

El calcitriol actúa como una hormona porque se une a receptores en varias células del cuerpo, regulando una amplia gama de funciones biológicas. Entre sus funciones más conocidas están la regulación del calcio y el fósforo en la sangre, esenciales para mantener huesos saludables. Además, tiene efectos en el sistema inmunitario, en la salud cardiovascular y en otros procesos celulares.

La vitamina D es una vitamina liposoluble, es decir, que se absorbe en presencia de grasa y se guarda en tejidos y en el hígado. Tiene un papel muy importante en el sistema inmunitario y hormonal (por esta razón, en este tipo de casos se requieren niveles aún más elevados de ella, debido a sus propiedades antiinflamatorias y reguladoras inmunitarias).

Además, esta vitamina regula nuestros ritmos circadianos; nos estimula al amanecer y nos ayuda a conciliar el sueño al anochecer; ayuda al sistema cardiovascular y regula la mineralización ósea. El sol es la principal y más eficiente fuente de vitamina D. La producción de esta comienza cuando la luz ultravioleta llega hasta nuestra piel. Si a este factor le sumas la realización de ejercicio físico, los resultados serán aún más positivos.

Además del sol, existen otros factores, como la alimentación, que pueden ayudarnos a obtener unos mejores niveles (a pesar de que no cuenten con cantidades muy relevantes de esta vitamina). Esta se encuentra principalmente en alimentos como el pescado azul (sardinas, caballa, arenque, salmón), el huevo y el cerdo ibérico, entre otros.

Sin embargo, la mayoría de las veces no es suficiente y no tenemos más remedio que suplementar. En este caso, como siempre, te recomiendo que hables con tu médico, nutricionista o PNIE para que te asesore y te indique la mejor manera de hacerlo.

Según mi experiencia, no vale con comprar la primera caja de vitamina D que veamos en la farmacia. Hay varios tipos: la vitamina D sola, la vitamina D3 + K2: así que ya lo sabes, consulta a un profesional de confianza.

Exponerse al sol sería el primer truco. Aun así, como siempre que nos exponemos al sol, debemos hacerlo con cuidado, pues puede llegar a ser perjudicial para nosotras y específicamente para nuestra piel. Una de las cosas más importantes es que no podemos tomar el sol a través de un cristal, ya que los rayos que producen la vitamina D no lo traspasan.

Por otro lado, es esencial que la exposición solar no sea excesiva, ya que puede producir una quemadura. La recomendación es pasar unos quince minutos diarios tomando el sol en el tren superior, es decir, tronco, cara, cuello, escote, pecho, brazos y espalda, a ser posible.

Y, por último, es recomendable hacerlo durante todo el año para crear el callo solar y no quemarnos. No se trata de no tomar el sol en tres meses, y en junio irse una semana a Formentera a pasar cinco horas diarias a pleno sol sin protección; siempre sentido común y responsabilidad.

MIS TRUCOS PARA INCREMENTAR LA EXPOSICIÓN AL SOL DE FORMA SEGURA

1. Salir a primera hora de la mañana a caminar en manga corta (si no hace mucho frío) para tener más superficie corporal en contacto con los rayos solares.
2. Desayunar en la terraza si se puede.
3. Hacer alguna llamada de trabajo en la terraza o el exterior.
4. Tomar el café/achicoria después de comer en la terraza unos quince minutos.
5. Quedar con amigos o amigas al aire libre.

Fotobiomodulación

¿Te suena haber visto a alguna persona delante de unos paneles rojos? Yo aún no lo he probado, pero he leído bastante sobre el tema y por eso quiero hacer este apunte. Esta opción serviría si no podemos ver la salida del sol de forma natural, por ejemplo, o queremos incrementar estos beneficios. La luz roja e infrarroja penetra en la piel y actúa sobre las mitocondrias a través de la estimulación de la citocromo C oxidasa. Esta molécula es parte de la cadena de transporte de electrones mitocondrial que produce ATP. Gracias a estos paneles podemos disfrutar de la luz roja e infrarroja cercana, que nos ayuda a mejorar la eficiencia de la cadena de transporte de electrones mitocondrial y la producción de energía.

Baños de bosque

Cuando llega el fin de semana nos solemos hacer siempre las mimas preguntas. ¿Nos vamos de compras? ¿Nos quedamos en casa limpiando? ¿Vamos a aprovechar para avanzar trabajo? ¿Hacemos un tetris con nuestra agenda para ver a la máxima gente posible? Todo son elecciones y prioridades en la vida, y yo lo tengo claro. Un ratito del fin de semana me lo paso en el bosque.

Cuando no pasamos el fin de semana fuera, Víctor y yo siempre vamos una mañana, o pasamos una tarde en el bosque que tenemos a veinte minutos de casa dando un pequeño paseo. Hay días que nos llevamos un libro y nos sentamos a leer o simplemente miramos el paisaje. A Víctor le gustan mucho los pájaros, y yo también me he aficionado un poquito. Es una muy buena manera de estar más atenta a los sonidos de la naturaleza.

En Oriente conocen muy bien los beneficios terapéuticos de darse un paseo por el bosque y, desde hace unas tres décadas, se viene expandiendo la práctica del *shinrin-yoku*, término japonés que se puede traducir como 'baño de bosque'. Se trata de dar paseos largos por el bosque, sin prisas ni ruidos excesivos, sin relojes ni móviles activados, relajando la mente y el cuerpo. Los datos aportados por una multitud de estudios avalan esta práctica como recomendable.

En el año 2017 se publicó un estudio de casi cien páginas, *Baños de bosque, una propuesta de salud*, en el que se incide en varios puntos importantes. Se explica en él que los paseos por el bosque mejoran la glucosa en sangre, descienden la concentración de hemoglobina, aumentan los glóbulos blancos que luchan contra las infecciones y las células cancerígenas, disminuyen las hormonas del estrés... Todo esto lleva a una mayor sensación de bienestar, a menos ansiedad y a una reducción de la ira, mejora el sueño y aumenta la atención y la memoria.

BENEFICIOS DE LOS BAÑOS DE BOSQUE

1. **Reducción del cortisol y el estrés:** sumergirse en la naturaleza contribuye a mejorar el estado de ánimo y reducir la ansiedad.

2. **Disminución de la presión arterial:** caminar en el bosque de manera plena permite que los sonidos y olores del entorno activen de manera suave el córtex prefrontal y el sistema nervioso autónomo, reduciendo así la presión arterial y promoviendo un bienestar relajante y saludable.

3. **Alivian el dolor crónico:** se ha estudiado el impacto de los baños de bosque en personas con dolor crónico, fatiga crónica o fibromialgia. Los resultados de los baños de bosque junto con actividades de relajación y musicoterapia muestran mejoras psicológicas, reducción del dolor y un mejor estado anímico.

4. **Fortalecimiento del sistema inmutario:** investigaciones del Dr. Qing Li, inmunólogo de la Escuela de Medicina de Tokio, demuestran que los compuestos volátiles de los áboles fortalecen las defensas del cuerpo. Al caminar por el bosque, inhalamos estos compuestos que aumentan significativamente los niveles de células NK (*Natural Killer* en inglés), un tipo de glóbulos blancos esenciales para combatir infecciones y el cáncer.

Duchas frías

¿Te duchas con agua hirviendo incluso en verano? Quizá puedes hacer algún pequeño cambio cuando leas estos beneficios. Cuando nos exponemos al frío, se activa el músculo esquelético (escalofríos) para generar calor; por otro lado, también se activa la grasa marrón, que genera calor sin escalofrío. Tanto en un caso como en el otro, se requiere ATP y esa demanda activa la biogénesis mitocondrial.

Método Wim Hof

El método Wim Hof es una técnica desarrollada por un atleta holandés que practica deportes extremos. En ella se combinan la terapia de frío con ejercicios de respiración y concentración. La técnica tiene numerosos beneficios:

- Incremento de energía
- El rendimiento deportivo mejora
- Los niveles de oxígeno en sangre aumentan
- Se reducen los niveles de estrés
- El sistema inmunitario se fortalece
- Contribuye a la pérdida de grasa
- Posee efectos antiinflamatorios
- Reducción del dolor

Activar el nervio vago

Varios capítulos atrás mencioné el famoso nervio vago. Ahora centrémonos en cómo activarlo para que te ayude a aumentar tus niveles de energía.

→ **Haciendo gárgaras activas tres músculos faríngeos:** para que sean más eficaces, aguanta todo lo que puedas.

→ **Respira hondo, inhala y exhala lenta y profundamente:** trata de hacerlo solo seis veces por minuto para entrar en modo relax.

→ **Reír mucho:** estimula el diafragma y maneja el control de la frecuencia respiratoria.

→ **Ducharte con agua fría:** disminuye el estado de lucha-huida propio del estrés. Basta con aguantar treinta segundos. Si no te atreves a meter todo el cuerpo de golpe, empieza la primera semana por las piernas y ve subiendo. Yo pensaba que no lo haría nunca, pero sí.

→ **Cantar o, en su defecto, tararear y decir «om»:** la vibración estimula los músculos laríngeos.

→ **Duerme de lado:** y mejor hacia el lado derecho, para mantener abiertas las vías respiratorias.

Diario de agradecimiento y *journaling*

Yo era la primera que pensaba que eran invenciones y no servía para nada, pero te animo a ponerlo en práctica durante treinta días, diez minutos al día, ya sea por la mañana o por la noche.

El diario de agradecimiento enfatiza lo positivo en tu vida al reconocer y apreciar las cosas buenas, grandes y pequeñas. Esto ayuda a cambiar el enfoque mental de lo negativo a lo positivo, lo cual ayuda al estado de ánimo y a proporcionar una perspectiva más optimista, aumentando así la energía mental.

El acto de dedicar tiempo a escribir en un diario de agradecimiento es una forma de practicar el autocuidado y la gratitud. Reconocer las cosas por las que estás agradecida promueve sentimientos de satisfacción y bienestar emocional, y renueva tu energía y motivación para enfrentar el día.

El *journaling* también puede ayudar a mejorar la calidad del sueño al reducir el estrés y la ansiedad, facilitando así la relajación antes de acostarse. Un sueño de calidad es fundamental para restaurar la energía física y mental, preparándote para un día más productivo y enérgico.

TRUCOS PARA ESCRIBIR TU DIARIO

Establece un momento específico cada día para escribir en tu diario, ya sea por la mañana para establecer intenciones o por la noche para reflexionar sobre el día.

A continuación, te dejo algunas preguntas que puedes responder:

- ¿Por qué estoy agradecida hoy? Identifica al menos tres cosas por las que te sientes agradecida en este momento.

- ¿Qué personas en mi vida me han apoyado recientemente y cómo puedo expresarles mi gratitud?

- ¿Cuáles son las pequeñas cosas que me hicieron sonreír o sentirme feliz hoy?

- ¿Qué habilidades o fortalezas tengo que agradezco y cómo las puedo utilizar hoy?

- ¿Qué oportunidades tengo en mi vida en este momento por las que me siento agradecida?

- ¿Qué momentos de hoy me han traído paz o tranquilidad y por qué?

- ¿Cuáles son los recursos materiales que tengo a mi disposición y por los cuales me siento agradecida hoy?

- ¿Qué eventos o acontecimientos positivos he experimentado recientemente y que me hacen sentir agradecida?

- ¿Qué aspectos de mi salud y bienestar personal valoro y agradezco hoy?

Meditación, *Prana apana*, autoshiatsu

Otros tres descubrimientos que hice en mi primer retiro. La meditación siempre me ha costado, no he sabido nunca muy bien cómo afrontarla, pero en un retiro descubrí que se puede meditar de muchas maneras.

Durante una de las sesiones de meditación que hicimos nos pusieron el mantra *Prana apana* (antes no sabía lo que significaba). Desde el primer momento, sentí que conectaba muy bien conmigo, así que a mi vuelta decidí investigar.

Cantar el mantra *Prana apana* es una práctica derivada del yoga y la espiritualidad hindú que se centra en la energía vital y su equilibrio dentro del cuerpo. En el contexto del yoga y la filosofía hindú, *prana* y *apana* son dos corrientes de energía vital que fluyen por el cuerpo. *Prana* es la energía ascendente relacionada con la inhalación y la vitalidad, mientras que *apana* es la energía descendente relacionada con la exhalación y la eliminación de toxinas. Cantar el mantra *Prana apana* se considera una manera de armonizar estas energías, promoviendo un equilibrio general y una salud óptima.

La práctica del canto de mantras, incluyendo *Prana apana*, tiene un efecto calmante sobre el sistema nervioso. Puede reducir el estrés, la ansiedad y otros desequilibrios emocionales que afectan a la energía y el bienestar general. Cantar mantras ayuda a desbloquear y mejorar el flujo de energía a través de los chakras y los *nadis* (canales energéticos) del cuerpo. Esto puede aumentar la vitalidad y mejorar la sensación de energía y claridad mental.

Y para rematar el retiro, también descubrí el *autoshiatsu*. Como habéis visto, soy una persona muy terrenal, pero la verdad es que con estas prácticas he encontrado y descubierto una parte de mí totalmente desconocida.

El *autoshiatsu* es una forma de masaje y terapia manual que se puede practicar de manera autónoma, es decir, uno mismo se aplica la técnica sobre su propio cuerpo. Se originó en Japón y está basado en los mismos principios que el *shiatsu* tradicional, que es una forma de terapia física que involucra presión aplicada con los dedos y las palmas en puntos específicos del cuerpo para aliviar el dolor, mejorar la circulación y promover el bienestar general.

El *autoshiatsu* implica aplicar presión firme, pero suave, en puntos específicos del cuerpo, conocidos como puntos de presión o puntos de acupresión. Estos puntos corresponden a áreas donde se cree que hay acumulación de energía (*chi* o *ki*) y que pueden estar relacionados con diversos órganos y sistemas del cuerpo.

Practicar *autoshiatsu* implica ser consciente de las sensaciones corporales y aprender a identificar áreas de tensión o malestar. Esto promueve una mayor conexión mente-cuerpo y puede ayudar a liberar emociones reprimidas que pueden estar afectando a la energía y el bienestar general.

Muchas personas encuentran que el *autoshiatsu* ayuda a aliviar el dolor muscular y articular, así como la fatiga crónica. Esto puede resultar en una sensación renovada de energía y capacidad para enfrentar las actividades diarias.

PUNTOS CLAVE DEL CAPÍTULO

Los motores de energía que te he explicado en este capítulo son muy importantes y los puedes aplicar ya en tu día a día. Recordémoslos:

1. Andar un mínimo de diez mil pasos al día.

2. Realizar ejercicio de fuerza mínimo tres veces por semana.

3. Realizar ejercicios de flexibilidad, concentración y respiración consciente, como pueden ser el yoga, el pilates o el taichí.

4. Realizar actividades manuales sin pantallas.

5. Tomar el sol correctamente para tener unos buenos niveles de vitamina D.

6. Hacer regularmente baños de bosque.

7. Realizar duchas frías a diario.

8. Hacer ejercicios para activar el nervio vago.

9. Tener un diario de agradecimiento.

10. Meditar con mantras y realizarse automasajes.

CUARTA PARTE

Alimentación antiinflamatoria

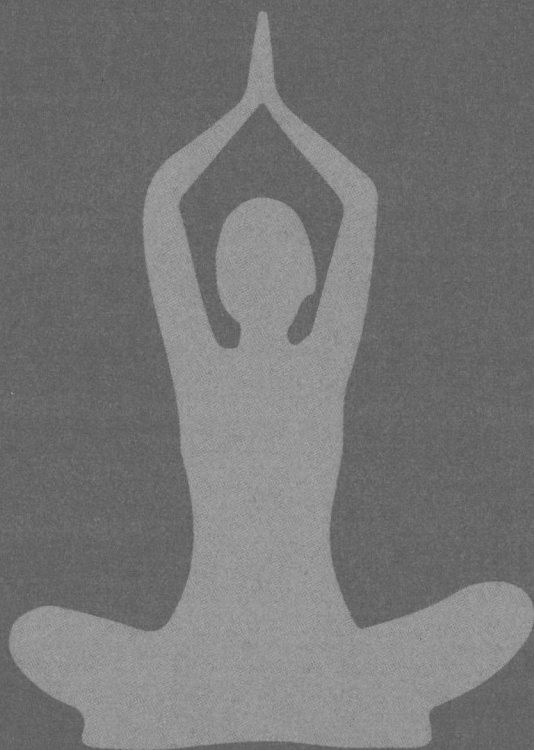

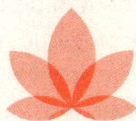

9

LA IMPORTANCIA DE LA ALIMENTACIÓN Y LA HIDRATACIÓN

Ahora que ya estamos concienciados de que un cambio de estilo de vida es básico para tener más energía, veamos qué tenemos que priorizar en nuestras comidas para que realmente los alimentos nos den energía y no nos la quiten, como puede pasar muchas veces si no tenemos un mínimo de conocimiento.

Lo que nunca imaginé cuando empecé el cambio de alimentación es la energía que ganaría en mi día a día y que realmente podía modular mi alimentación dependiendo de mis actividades diarias. Como ya os he comentado algunas veces, la información es poder.

Las dietas modernas están basadas en alimentos que, generalmente, presentan baja densidad nutricional. Piensa en la pirámide de la alimentación tradicional: los cereales tienen mucha relevancia en la base. En los últimos años se ha abusado de los carbohidratos refinados y de las grasas proinflamatorias, y se han dejado de lado las proteínas de calidad y las grasas saludables. Esto ha creado un desbalance en nuestro organismo y que nuestro cuerpo esté muy alimentado, pero poco nutrido.

En este capítulo abordaremos las diferencias que hay entre alimentarse y nutrirse; también veremos cómo se alimentaban nuestros ancestros y cómo en pocos años ha cambiado de forma radical. Y, por último, hablaremos de la importancia de una buena hidratación, vital para el correcto funcionamiento de nuestro organismo.

No es lo mismo *alimentación* que *nutrición*

Por *alimentación* entendemos el acto de elección e ingesta del alimento, un proceso voluntario y educable que va modificándose a lo largo de nuestra vida. Por *nutrición*, el proceso involuntario mediante el cual nuestras células procesan los alimentos que ingerimos.

Pues bien, la base de la nutrición son los procesos que ocurren en nuestro intestino gracias a los microorganismos que lo colonizan y que conocemos como microbiota intestinal. Esa microbiota intestinal es compleja y variada. Tanto que se calcula que en nuestro intestino tenemos más de 39 billones de microorganismos, que, como ya vimos, tienen un peso total de entre uno y dos kilogramos.

En individuos sanos los microorganismos protectores que componen la microbiota intestinal superan a los que podríamos denominar como microorganismos potencialmente perjudiciales. Este equilibrio de fuerzas garantiza una división adecuada del trabajo en el interior del intestino y nos permite, junto con otros muchos factores, desarrollar una correcta nutrición sobre la base de una alimentación adecuada.

¿Cómo se alimentaban nuestros ancestros?

¿Está nuestro cuerpo preparado para digerir todo lo que hay actualmente disponible en los supermercados? Nuestros intestinos, nuestro estómago, nuestras células se crearon mucho antes que muchos de los productos modernos que se consumen de forma habitual: refrescos azucarados, edulcorantes, preparaciones con cereales refinados... Por tanto, es fácil de entender que nuestro cuerpo no lo pueda digerir y asimilar bien y que muchos se rebelen contra todas estas agresiones, que es cuando empiezan a salir alergias, intolerancias y, en el peor de los casos, enfermedades autoinmunes o procesos tumorales.

Sin ir más lejos, estoy escribiendo estas líneas desde un ferri rumbo a Cerdeña, y las posibilidades de desayuno en él son pésimas nutricionalmente. Mientras hacíamos cola para «comer algo», he leído la carta y la opción de huevos duros o huevos con beicon me ha parecido, dentro de todo, lo más saludable. La sorpresa ha sido cuando nos han dicho que huevos no había; suerte que siempre voy preparada y llevaba en la bolsa unas tostadas de castaña, nueces de macadamia y un kiwi. Para complementarlo he pedido dos unidades de mantequilla y un agua. Ya comeré mejor al mediodía. El 99 % de las personas estaban desayunando pan blanco con mermelada, cruasanes, zumos de fruta, refrescos...

La dieta ancestral se conoce por sus múltiples beneficios y por aportar al cuerpo los alimentos tal cual los ofrece la tierra, sin añadidos innecesarios o peligrosos. En ella encontramos vegetales, tubérculos, frutas, frutos secos, semillas y proteína de calidad (carne, pescado y huevos). Nuestros cuerpos no tienen capacidad para asimilar la alimentación actual o moderna, que es la causante de parte de las enfermedades y males actuales. Como hemos visto, además de la alimentación es importante el ejercicio, un buen manejo del estrés, la reducción de tóxicos, el contacto con la naturaleza y respetar los ritmos circadianos.

Muchas veces, cuando nos planteamos un cambio, queremos la receta o la fórmula del éxito, y os tengo que confesar que no existe una infalible, ya que cada persona es diferente, pero de todos modos te voy a ayudar a que entiendas qué alimentos juegan a favor y en contra de nuestra energía.

PUNTOS CLAVE DE LA ALIMENTACIÓN DURANTE EL PALEOLÍTICO

- Nuestros ancestros eran omnívoros, lo que significa que comían una variedad de alimentos tanto de origen animal como vegetal. Su intestino estaba totalmente preparado para digerir proteína animal, pero, como veremos, no tan preparado para digerir cereales y legumbres.

- Su dieta incluía carnes de animales que cazaban, pescados y mariscos, frutas, verduras, raíces, nueces y semillas.

- Solo consumían alimentos que estaban disponibles en su entorno y que podían recolectar o cazar en ese momento. No tenían acceso a alimentos fuera de temporada o de regiones lejanas. ¿Por qué ahora tenemos tomates, manzanas y plátanos todo el año? Esto significaba que su dieta variaba según el clima, la estación y el lugar donde vivían.

- Consumían una variedad de plantas silvestres, incluyendo hojas, flores, raíces, frutas, bayas y nueces.

- Las plantas proporcionaban carbohidratos, fibras, vitaminas y minerales esenciales. Los suelos era fértiles, llenos de estos minerales con los que ahora muchas veces nos tenemos que suplementar, como por ejemplo el magnesio.

- En ausencia de tecnología de cocina avanzada, muchos alimentos se comían crudos o fermentados, lo que también les ayudaba a conservar ciertos nutrientes.

- Aunque inicialmente comían alimentos crudos, el descubrimiento del fuego permitió que comenzaran a cocinar sus alimentos.

- La cocción no solo hizo que algunos alimentos fueran más digeribles, sino que también ayudó a eliminar bacterias y parásitos, lo que incrementó la seguridad alimentaria.

- A diferencia de las dietas modernas, consumían muy pocos granos y legumbres, ya que estos requerían un procesamiento que no se hizo común hasta la invención de la agricultura.

- La caza, la recolección y la búsqueda de alimentos requerían un alto nivel de actividad física, lo que también influía en sus necesidades calóricas y su forma de alimentarse.

Hidratación correcta con agua de calidad

De pequeña nunca tenía sed. Siempre me ha costado beber agua o cualquier líquido, pero poco a poco he ido tomando conciencia de la necesidad de estar bien hidratada y he buscado mis métodos para hacerlo. De la misma manera, tampoco tenemos que tender a una sobrehidratación, todos los extremos son malos.

Una adecuada hidratación es esencial para la salud y el bienestar. Toda célula del cuerpo humano necesita agua. La hidratación es el pilar fundamental de las funciones fisiológicas más básicas, como por ejemplo la regulación de la tensión arterial, la temperatura corporal, la hidratación y la digestión. ¿Sabías que una de las causas del estreñimiento puede ser una falta de hidratación?

La importancia de una buena hidratación para el organismo

→ **Cerebro:** una adecuada hidratación es importante para un funcionamiento correcto del cerebro. Cuando estamos adecuadamente hidratados, las células del cerebro reciben sangre oxigenada y el cerebro se mantiene alerta.

→ **Tracto digestivo:** la hidratación juega un papel importante en la digestión de la comida y en la absorción de nutrientes en el sistema gastrointestinal. El agua es necesaria en la disolución de nutrientes para que estos puedan ser absorbidos por la sangre y transportados a las células. Una hidratación insuficiente hará que el proceso digestivo sea más lento, y una mala hidratación crónica puede producir estreñimiento, ya que se ralentiza la velocidad del paso de las heces a través del tracto intestinal.

→ **Riñones:** el consumo adecuado de agua es esencial para que los riñones funcionen bien, ayudándolos a eliminar residuos y nutrientes innecesarios a través de la orina.

→ **Músculos y articulaciones:** el agua actúa como un lubricante para los músculos y las articulaciones; ayuda a proteger a las articulaciones y a que los músculos funcionen correctamente.

MIS TRUCOS PARA HIDRATARME CORRECTAMENTE

A mí no me va bien beber con las comidas. Si lo hago, se lo pongo más difícil a mi sistema digestivo, que ya de por sí lo tengo más debilitado por tener una enfermedad autoinmune.

Me va genial beber agua a primera hora de la mañana, a media mañana y a media tarde. Con las comidas puede que tome un poquito de agua, pero como mucho medio vaso, ya que si abusamos lo que estamos haciendo es diluir las enzimas digestivas y los jugos gástricos, y eso hará que tengamos una peor digestión.

En mi caso, me hidrato con agua alcalina Alkanatur, que ayuda a equilibrar el pH corporal garantizando un pH de entre 8,5 y 9,5. Además, tiene una gran capacidad antioxidante y oxigenante.

Combino la toma de agua con las infusiones, los caldos, la kombucha... Me gusta variar y, dependiendo del momento o de la época del año, me apetece más una cosa u otra. Lo realmente importante es que no te hidrates, por ejemplo, a base de zumos o de bebidas azucaradas o con aromas.

PUNTOS CLAVE DEL CAPÍTULO

1. **Diferencia entre *alimentación* y *nutrición*:** la *alimentación* es el acto voluntario de elegir e ingerir alimentos, mientras que la *nutrición* es un proceso involuntario en el cual nuestras células procesan lo que comemos. La salud de nuestros intestinos y de la microbiota intestinal es fundamental para una buena nutrición.

2. **Dieta moderna versus dieta ancestral:** Los alimentos modernos, como las bebidas azucaradas, los cereales refinados y los edulcorantes artificiales, no están bien adaptados a nuestros cuerpos, que evolucionaron para procesar alimentos más simples y naturales. Esta desadaptación puede causar problemas de salud como alergias, intolerancias, enfermedades autoinmunes e incluso tumores.

3. **Características de la dieta ancestral:** nuestros ancestros tenían una dieta variada basada en los alimentos disponibles localmente, que consistía principalmente en frutas, vegetales, nueces, semillas y proteínas animales. Consumían muy pocos granos y legumbres debido a la falta de métodos avanzados de cocción. Su dieta también dependía mucho de la disponibilidad estacional y regional.

4. **Importancia de la hidratación:** una hidratación adecuada es esencial para varias funciones fisiológicas, como el funcionamiento cerebral, la digestión, la salud renal y la lubricación de músculos y articulaciones.

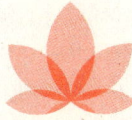

10

ALIMENTOS PROINFLAMATORIOS

Ahora que ya llevamos unas horas juntas compartiendo las claves para dejar de estar cansada y ganar energía, es hora de hacer una lista de alimentos «prohibidos» y otra de «permitidos». Esta clasificación no me gusta, así que te hablaré de alimentos o productos proinflamatorios, que quiere decir que al consumirlos estamos poniendo una chispa en la inflamación de nuestro cuerpo.

Los alimentos proinflamatorios son aquellos que pueden contribuir al aumento de la inflamación en el cuerpo. Estos alimentos tienden a ser altos en azúcares refinados, grasas saturadas y trans, y bajos en nutrientes esenciales. Su consumo frecuente desequilibra el sistema inmunitario, promoviendo un estado inflamatorio crónico. Seguro que muchos de ellos te suenan, e incluso te diría que tienes más de uno en la cocina. No te agobies, pero mira bien la lista, haz limpieza de la cocina y, por supuesto, no los compres la próxima vez que vayas al supermercado.

Alcohol

El alcohol es un problema social. Es un tema que me preocupa profundamente, pues parece más raro no tomarlo que tomarlo; si no lo tomas, parece que tengas que dar explicaciones, y además, aunque cada vez menos, todavía es difícil encontrar opciones apetecibles fuera de casa si no tomas alcohol. En mi caso, tengo la suerte de que no me gusta. Sí, cuando era adolescente e iba a la discoteca, tomaba algún chupito y cubata, pero por el hecho de lo que me hacía sentir, nunca por el sabor, al contrario, siempre intentaba terminarlo rápido, ya que no me gustaba.

Cuando empecé el cambio de estilo de vida, me pasé unos dos o tres años sin tomar nada, y la verdad es que fue el cambio más fácil. Ahora que ya llevo más tiempo en remisión de mi enfermedad y mi sistema digestivo está mucho más estable, creo que tomo un cubata la noche de Fin de Año y otro la noche de San Juan, algún sorbito de cava durante las navidades o algún cumpleaños, pero más por el hecho de brindar que para beberme toda una copa.

Si realmente fuera algo que me gustara, seguramente de vez en cuando podría tomarme una copa de vino tinto ecológico o una cerveza sin gluten, pero la verdad es que es algo que no echo en falta, ya que nunca ha formado parte de mí, al contrario que el azúcar o el gluten, que sí me costó dejar, y aún hay veces que los echo en falta. Te voy a contar por qué el alcohol es un ladrón de energía y un enemigo para nuestra microbiota.

El consumo de alcohol desencadena una respuesta inflamatoria debido a su impacto en el hígado y otros órganos vitales. El hígado, que es el principal órgano de desintoxicación del cuerpo, se ve particularmente afectado por su consumo. El metabolismo del alcohol en el hígado produce acetaldehído, una sustancia tóxica que puede causar inflamación y daño hepático si se acumula. Este proceso también aumenta la permeabilidad intestinal, permitiendo que las toxinas y bacterias entren en el torrente sanguíneo y provoquen inflamación sistémica. Ya sabemos que la permeabilidad intestinal aumentada es un foco de problemas.

Además, el alcohol puede alterar el equilibrio de las citoquinas, proteínas que regulan la respuesta inmunitaria, promoviendo una respuesta inflamatoria. Esta inflamación, a su vez, contribuye a la fatiga y a la disminución de los niveles de energía, afectando al rendimiento físico y mental. Distintos estudios han demostrado que el consumo crónico de alcohol puede llevar a la inflamación del sistema nervioso central, lo que puede resultar en trastornos del sueño y una reducción de la calidad del descanso, agravando aún más la sensación de fatiga.

Ahora ya hemos visto que no nos aporta nada bueno. Lo de que el vino tinto tiene efecto antioxidante por el resveratrol tampoco es cierto, ya que tendríamos que consumir grandes cantidades; es mucho mejor tomar agua como principal bebida. En ocasiones más festivas podemos optar por agua con gas y limón, kombucha, limonada casera sin azúcar o infusión fría.

Procesados

Hay pasillos enteros de los supermercados que nunca piso, ¿y tú? La próxima vez que vayas a un supermercado fíjate en los pasillos en los que no hay alimentos procesados. En el mejor de los casos se salvan los de las frutas y verduras, algunas carnes, algunas verduras congeladas y, con suerte, la pescadería si la hay. Me atrevería a decir que los peores serían los pasillos «desayuno/merienda». ¿Verdad que sabes a qué me refiero? Bollería, zumos, bebidas vegetales llenas de azúcares, chocolates, galletas, tostadas y panes blancos llenos de gluten y de harinas refinadas, algunas neveras de lácteos, embutidos y un largo etcétera. Los alimentos para aperitivos, como patatas, conservas, frutos secos fritos, refrescos, cervezas, o congelados como *pizzas*, patatas y precocinados varios, tampoco se salvan.

Los alimentos procesados son omnipresentes en la dieta moderna, tanto en los supermercados como en los restaurantes o en muchos sitios de restauración colectiva, como hospitales, escuelas, residencias... Estos alimentos a menudo contienen altas cantidades de azúcares añadidos, grasas trans y otros ingredientes poco saludables que desencadenan respuestas inflamatorias en el cuerpo. La ingesta regular de estos alimentos te lleva a un estado de inflamación crónica, lo que afecta negativamente a la salud cardiovascular, genera resistencia a la insulina y contribuye a la obesidad.

El azúcar añadido, en particular, puede aumentar la producción de ácidos grasos libres en el hígado, lo que promueve la inflamación. Las grasas trans, presentes en muchos alimentos procesados, también inducen una respuesta inflamatoria al alterar la función normal de las membranas celulares y el metabolismo de las grasas. Además, los carbohidratos refinados, como el pan blanco y las pastas, pueden causar picos rápidos en los niveles de glucosa en sangre, seguidos de caídas abruptas, lo que provoca inflamación y fluctuaciones en los niveles de energía.

En mi caso, cuando cocino en casa no hay problema, ya que siempre me han gustado los alimentos y no los productos: verduras, carnes, pescados, huevos y pseudocereales de calidad. La cosa se complica más cuando voy fuera o no soy yo quien decide qué comprar y comer (que pocas veces pasa, ja, ja, ja, pues siempre estoy en el «comité» de compra y cocina de cualquier actividad en grupo que hagamos).

Aceites refinados

Y los ultraprocesados están llenos de aceites refinados. Estos aceites, como los de soja, girasol, maíz y palma, son comunes en muchas cocinas y productos alimentarios procesados. Estos aceites son ricos en ácidos grasos omega-6, que, aunque necesarios en la dieta, provocan inflamación cuando se consumen en exceso en relación con los ácidos grasos omega-3. El equilibrio entre omega-6 y omega-3 es crucial para mantener una respuesta inflamatoria adecuada. Sin embargo, la dieta occidental típica suele contener una proporción mucho mayor de omega-6, lo que desencadena una cascada inflamatoria en el cuerpo.

El desequilibrio entre omega-6 y omega-3 promueve la producción de eicosanoides proinflamatorios, compuestos que juegan un papel clave en la respuesta inflamatoria. El exceso de omega-6 puede llevar a la producción de mediadores inflamatorios como prostaglandinas y leucotrienos, que están involucrados en la respuesta inflamatoria.

Para mitigar estos efectos, es importante reducir la ingesta de omega-6 y hacer una mayor ingesta de omega-3, presente en alimentos como el pescado graso (salmón, sardinas, caballa), nueces y semillas de chía y lino, además de priorizar aceites y grasas más saludables para cocinar, como el aceite de oliva virgen extra, el aceite de coco o el *ghee,* que tienen propiedades antiinflamatorias y ayudan a mantener un equilibrio más saludable de ácidos grasos en la dieta.

Muchas veces no es suficiente con una buena alimentación y es necesaria la suplementación. Es importante que lo hagas con un omega-3 de calidad; asegúrate de que tenga unos buenos ratios de EPA y DHA y el certificado IFOS.

Aditivos

Los ultraprocesados también están llenos de aditivos alimentarios. No todos son malos, pero pocos se salvan. Los aditivos alimentarios, como los conservantes, colorantes y potenciadores del sabor, son añadidos a muchos alimentos para mejorar su apariencia, sabor y vida útil. Sin embargo, algunos de ellos tienen efectos inflamatorios en el cuerpo. Por ejemplo, los nitratos y nitritos utilizados en carnes procesadas se han asociado con la inflamación y el riesgo de enfermedades crónicas. Además, ciertos colorantes artificiales y potenciadores del sabor, como el glutamato monosódico, pueden desencadenar reacciones inflamatorias en algunas personas.

El consumo constante de alimentos que contienen estos aditivos puede contribuir a la inflamación crónica y, como resultado, a una disminución de la energía. Algunos estudios sugieren que los aditivos pueden alterar la microbiota intestinal, promoviendo un ambiente inflamatorio en el intestino, lo que puede afectar negativamente a la digestión y la absorción de nutrientes, contribuyendo a la fatiga.

Para reducir la exposición a estos aditivos, es recomendable leer las etiquetas de los productos y optar por alimentos frescos y mínimamente procesados. Además, elegir productos orgánicos y libres de aditivos puede ayudar a minimizar el riesgo de inflamación inducida por estos compuestos.

ADITIVOS

ADITIVOS INOCUOS

ADITIVO	DESCRIPCIÓN	BENEFICIOS/RIESGOS
Ácido ascórbico (vitamina C)	Conservante y antioxidante en alimentos y bebidas.	Previene la oxidación y pérdida de color de los alimentos, mejora el sistema inmunitario.
Lecitina	Emulsionante natural de la soja y las yemas de huevo.	Mejora la textura de los alimentos, promueve la salud cerebral y cardiovascular.
Pectina	Espesante y estabilizador natural extraído de frutas cítricas.	Mejora la textura de mermeladas y jaleas, contribuye a la salud digestiva.
Extracto de romero	Antioxidante natural derivado del romero.	Prolonga la vida útil de los alimentos al prevenir la oxidación, tiene propiedades antimicrobianas.
Ácido cítrico	Conservante y antioxidante natural de frutas cítricas.	Mejora el sabor y la conservación de los alimentos, ayuda a la absorción de minerales.

ADITIVOS PERJUDICIALES

ADITIVO	DESCRIPCIÓN	BENEFICIOS/RIESGOS
Nitritos y nitratos (E249-E252)	Conservantes en carnes procesadas.	Pueden formar nitrosaminas, compuestos potencialmente cancerígenos.
Jarabe de maíz de alta fructosa	Edulcorante en alimentos procesados y bebidas.	Asociado con obesidad, resistencia a la insulina y enfermedades metabólicas.
Glutamato monosódico (MSG) (E621)	Potenciador del sabor en alimentos procesados.	Puede causar dolores de cabeza, sudoración y otros síntomas en personas sensibles (síndrome del restaurante chino).

ADITIVO	DESCRIPCIÓN	BENEFICIOS/RIESGOS
Aceites hidrogenados y grasas trans	Mejoran la textura y la vida útil de los alimentos procesados	Aumentan el riesgo de enfermedades cardiovasculares y diabetes tipo 2.
Colorantes artificiales (tartrazina [E102], amarillo 5, rojo 40)	Mejoran el color de los alimentos y bebidas.	Pueden causar reacciones alérgicas y están asociados con problemas de comportamiento en niños (hiperactividad).

La gran invasión, los cereales

Era «adicta al gluten», al pan, a la *pizza*, a la pasta..., y no era consciente de ello. El pan tostadito y crujiente por la mañana, la *pizza* el viernes por la noche, las comidas acompañadas con pan... Es verdad que tenemos la cultura del pan arraigada, pero yo la vivía intensamente, y cuando empecé mi cambio de estilo de vida vi que esto tenía que cambiar. El gluten era lo primero que vi en todas partes que producía inflamación y que no era nada recomendable para personas con enfermedades autoinmunes.

Creo que es el hábito que más me ha costado y a la vez con el que más estricta he sido durante estos dos años. No nos damos cuenta, pero vivimos rodeados de gluten. La mayoría de los anuncios de televisión que anuncian comida llevan gluten, por no hablar de los productos en un supermercado. Durante estos dos años he aprendido a comprar de forma distinta, a leer etiquetas y a entender la composición de cada producto. Por ejemplo, para evitar procesados, si un producto envasado lleva más de tres o cuatro ingredientes, suelo desestimarlo.

Por otro lado, hay otro gran tema: las comidas fuera de casa, como cuando te planteas ir a un restaurante, vas a casa de unas amigas a cenar, te invitan a una boda o te vas a pasar el Fin de Año a Italia, como hicimos hace dos años. Hay gluten escondido en las hamburguesas, en los platos preparados, en salsas, cremas... No te lo imaginas hasta que empiezas a mirarlo todo con lupa.

Sin ser celíaca, he eliminado el gluten de mi vida (al no ser celíaca, no tengo en cuenta la contaminación cruzada). Creo que es uno de los hábitos que más me han desinflamado. El gluten es muy tentador y adictivo, y es por este motivo por el que soy tan estricta. Además, lo primero que pensé fue: «Ah, bueno, en el súper me suena haber visto pan sin gluten, galletas sin gluten...». ¡¡¡¡Nooo!!!! Muchas veces estos productos procesados aún son peores que el gluten.

Así que empecé a investigar, y al principio solo tomaba un poquito de arroz basmati y un poquito de trigo sarraceno (que es un pseudocereal). Actualmente, y después de estos dos años intentando no abusar mucho del arroz ni del trigo sarraceno, he vuelto a comer quinoa de forma puntual y algunos cereales más sin gluten, como mijo, teff, amaranto, maíz (pero es proinflamatorio también) o avena, de la que hablaremos a continuación.

El gluten

El gluten es el nombre general que se le da a una proteína que se encuentra presente en diversos tipos de cereales: el trigo, la cebada, el centeno, la malta, la espelta y el kamut. Esta proteína no es indispensable para el funcionamiento del cuerpo humano, ya que es de bajo valor biológico y nutricional, por lo que es fácil sustituirlo por otras proteínas animales y vegetales.

Composición del gluten: esta proteína se compone de glutenina y de gliadina, y representa el 80 % de las proteínas del trigo. La gliadina y la glutenina funcionan como antinutrientes inmunógenos; esto significa que son potenciales causantes de inflamación y de enfermedades autoinmunes.

La gliadina es la proteína que presenta un mayor problema respecto a la intolerancia al gluten en general y a la enfermedad celíaca en particular. La gliadina puede llegar a hacer que la permeabilidad intestinal se vuelva más alta independientemente de si una persona es celíaca o no. Y ya hemos visto que la hiperpermeabilidad del intestino pone en marcha el proceso de inflamación.

El gluten estimula la zonulina, una proteína que incrementa la permeabilidad intestinal, pues abre los poros de las paredes intestinales dejando que se cuelen bacterias y alimentos no suficientemente digeridos, lo que puede derivar en alergias e intolerancias alimentarias.

¿Y la avena, el maíz y el arroz?

Aunque, por naturaleza, la avena no tiene gluten, es frecuente la contaminación cruzada, ya que se suele cultivar y manipular en lugares en contacto con cereales con gluten. Si tienes celiaquía, consume avena certificada como «gluten free» para evitar riesgos.

Los pseudocereales van a ser nuestros grandes aliados. En el siguiente capítulo te hablaré de los principales.

Quiero hacer mención del arroz y del maíz, que son dos cereales que no contienen gluten. No es que sea muy amante de ellos, aunque el arroz me gusta un poco más que el maíz, y te voy a contar por qué.

El maíz es un alimento básico en muchas culturas y se consume en diversas formas, desde granos enteros hasta productos procesados como tortillas, harina de maíz y jarabe de maíz alto en fructosa. Sin embargo, el maíz y sus derivados pueden tener efectos proinflamatorios en algunas personas; por eso para personas con bajos niveles de energía, patologías autoinmunes o problemas digestivos no se recomienda.

El maíz tiene un alto índice glucémico, lo que significa que va a causar un rápido aumento de los niveles de glucosa en sangre.

Algunas personas pueden tener sensibilidad o alergia a las proteínas del maíz, como la zeína, que sería parecida a la gliadina del trigo. Esta sensibilidad puede desencadenar una respuesta inflamatoria en el intestino y en otras partes del cuerpo.

En cambio, el arroz tiene mejor tolerancia, no tiene gluten y, si consumimos variedades como por ejemplo la Basmati, sabemos que es la que menor contenido en arsénico tiene. Es verdad que tiene un índice glucémico alto, pero podemos mejorarlo si lo preparamos en forma de almidón resistente (te cuento cómo hacerlo en el siguiente capítulo).

Por último, en la cantidad también está la clave; no es lo mismo comer una paella sola que comer dos cucharadas de arroz en la ensalada. Además, el arroz nos puede ir muy bien como alternativa cuando vamos a comer fuera, ya que es frecuente encontrar opciones de platos con arroz. Los mismo con el maíz: en casa, si tenemos otras opciones, mucho mejor, pero cuando vamos fuera nos puede salvar alguna comida.

TRUCOS PARA DESENGANCHARME DEL GLUTEN

1. **Choque de realidad:** sácate de la cabeza encontrar algún sustituto igual a aquellos a los que estabas acostumbrada. Es mejor no ir desesperadamente al súper a comprar todas las estanterías sin gluten.

2. **Buscar alternativas saludables:** para mí, la mejor alternativa es el trigo sarraceno, ¡¡¡pero ojo!!! Muchas veces hay productos en

los que pone «trigo sarraceno» y solo llevan el 30 %, por ejemplo, y el resto son otras harinas. Igual cuando vas a comprar pan, pregunta si es 100 % de trigo sarraceno.

3. **Buscar alternativas crujientes:** en mi caso, era lo que echaba más en falta. Alternativas: chips de coco, tostadas de sarraceno, tostadas de yuca...

4. **Lo siguiente quizá puede parecer cutre, pero, chicas, es lo que hay:** llevarme mi propio pan cuando voy a restaurantes, a casa de amigos, etcétera, para no tener tentaciones.

5. **Si antes siempre comías pan para desayunar:** puedes buscar alternativas como podrían ser los *pancakes* o un bol de yogur de coco con algo crujiente...

6. Cuando ya ha pasado un tiempo es el momento de empezar a buscar **recetas aptas de pan**, ¡¡¡¡bizcocho, galletas, *crackers,* bases para *pizza*!!!! Anímate a hacer de cocinitas y sorpréndete a ti misma en primer lugar y a los que compartan comida contigo. Cuando no quede ni una miga del pastel, les dices que no tenía gluten, ni lactosa, ni azúcar.

7. **Ante todo, calma**. El mono del gluten va desapareciendo, nunca del todo (seamos sinceros), pero te acostumbras y le empiezas a encontrar el gusto a otras cosas.

Los lácteos

«¡Si no tomas leche de vaca vas a tener un déficit de calcio!» ¿Cuántas veces lo hemos escuchado? Cada día hay más personas intolerantes a la lactosa y lo «solucionan» con una pastilla o yendo al supermercado a comprar todos los productos sin lactosa que encuentran (no existen los productos de leche sin lactosa; lo que pasa es que le añaden lactasa, la enzima para digerir la lactosa).

Lo que realmente me interesa es contaros por qué considero importante eliminar los lácteos de vaca (más adelante hablo de los lácteos de cabra, oveja y los fermentados).

Los lácteos tienen un alto contenido en antígenos, que nos hacen más vulnerables a las infecciones y a las enfermedades directamente relacionadas con nuestro sistema inmunitario. Según menciona el doctor Colin

Campbell en *El estudio de China*,* la proteína animal de los productos lácteos contribuye al desarrollo de un medio ácido adecuado para el desarrollo de células cancerosas y tumores. La intolerancia en nuestros intestinos y las alergias que una parte considerable de la población demuestra tener cada vez más a los productos lácteos son también causantes de inflamación.

El doctor Daniel Twogood indica en su libro *No Milk*, basado en su experiencia en el tratamiento de pacientes con artritis y enfermedades reumáticas, que el exceso de caseína en sangre debido al consumo de leche y derivados es el desencadenante de la artritis más importante. La caseína, proteína presente en la leche de vaca y sus derivados, produce dolor e inflamación de las articulaciones. De esta manera contribuye al desarrollo de enfermedades como la artritis, la artrosis u otras enfermedades reumáticas. La leche no solo es utilizada en alimentos como el queso, el yogur o la mantequilla. También la encuentras en postres, productos de panadería, helados, salsas o aderezos de ensaladas y en suplementos proteicos.

Os cuento mi experiencia: en primer lugar, nunca me había gustado la leche, notaba que no me sentaba bien. Pero, de todas formas, siempre me habían forzado u obligado a tomarla por todo eso del calcio, etcétera. De mayor dejé de tomarla, pero seguí consumiendo principalmente yogures de vaca y queso, aunque no demasiado porque tampoco era muy fan. Cuando empecé el cambio de alimentación retiré todos los lácteos asesorada por mi nutricionista: vaca, cabra y oveja. Tres meses después de empezar la dieta/protocolo AIP, reintroduje los lácteos de cabra y oveja en pequeñas cantidades y vi que me sentaban bien. De todos modos, no es un alimento para consumir a diario; yo lo consumo unas dos veces a la semana aproximadamente, por ejemplo, un día un yogur de oveja y otro día queso de cabra.

PUNTOS CLAVE SOBRE LOS LÁCTEOS

- **Los lácteos de vaca son inflamatorios, especialmente en personas con enfermedades autoinmunes inflamatorias, como es mi caso.**

---

*   T. Colin Campbell y Thomas M. Campbell II, *El estudio de China,* Málaga, Sirio, 2021.

- La mayoría de la leche de vaca tiene en su composición la beta-caseína A1, que, según se ha visto en estudios, incrementa la inflamación en el intestino y la permeabilidad intestinal. Durante la digestión, la beta-caseína A1 se descompone en un péptido llamado beta-casomorfina-7, que puede estar asociado con molestias digestivas e inflamación.

- Además, contiene sustancias opioides que interfieren con las proteínas y alteran la motilidad intestinal —encargada de desplazar el bolo alimenticio desde la boca hasta el ano— y la composición de la microbiota.

- Las versiones fermentadas (kéfir o quesos) siempre serán mejor que la leche.

- La beta-caseína A2 es el tipo de proteína predominante en la leche de cabras y ovejas, así como en algunas razas de vacas que producen naturalmente este tipo de caseína. Además, es la misma que tiene la leche materna, otro motivo para que sea más recomendable que la de vaca.

- La leche con beta-caseína A2 no libera beta-casomorfina-7 durante la digestión, lo que hace que sea más fácil de digerir y menos proinflamatoria.

- La leche de cabra y oveja tiene glóbulos de grasa más pequeños, lo que facilita la digestión, similar a la leche materna. Además, las grasas en la leche de cabra y oveja tienden a ser de cadena media, que también se encuentran en mayores proporciones en la leche materna, y son más fáciles de absorber y utilizar por el cuerpo.

- Los yogures y kéfires de leche de cabra y oveja aportan al organismo cantidades de calcio notablemente mayores que los procedentes de la leche de vaca. Concretamente, la leche de cabra y oveja y sus productos derivados aportan un 25 % y un 80 % más de calcio que la leche de vaca, respectivamente.

¿Y las bebidas vegetales son mejores?

Actualmente existen bastantes alternativas, pero no todas son tan buenas como parecen. Los estantes de los supermercados se han llenado de bebidas vegetales (ya que no las podemos llamar leches) y de postres veganos.

Cuando empecé mi cambio, solo me recomendaron la bebida y el yogur de coco. No olvidemos que el coco es una fruta, no es ni un cereal ni un fruto seco, que ya sabemos que no van bien para la inflamación. Yo pensé: «¡Ah, genial!». Pero cuando me tomé una gran taza de bebida de coco, al instante me sentí con la barriga hinchada. Lo mismo me pasó con el yogur. Siempre tenemos que empezar poco a poco a tomar estos alimentos a los que nuestro cuerpo no está acostumbrado. El coco no sienta bien a todo el mundo, sobre todo a personas con patologías intestinales; el truco está en las cantidades. Entonces, tomé medio yogur o media taza de bebida de coco y la sensación fue muy buena.

Después de tres meses, mi nutricionista me comentó que la otra bebida vegetal recomendable era la de almendra, y la verdad es que me sienta fenomenal también. Ahora mismo también hay yogures con base de almendra.

¿Y la famosa bebida de soja?

En ningún caso se recomiendan productos derivados de la soja, ya que es muy inflamatoria. La mayoría de los productos que imitan a los lácteos, pero son veganos, están hechos a base de soja, y además son los más baratos. Así que mucho cuidado, a leer muy bien las etiquetas.

¿Y por qué no se recomiendan bebidas a base de cereales como podrían ser las de arroz, mijo, avena...? La mayoría de las marcas lo que hacen es hidrolizar estos cereales. Esto hace que las moléculas se separen y que tengan un sabor mucho más dulce y, por lo tanto, un índice glucémico mucho mayor.

Otra cosa para tener en cuenta son los estabilizantes, espesantes o saborizantes que les ponen a muchas de estas bebidas. Nos toca leer muy muy bien las etiquetas de nuevo. Como siempre, si además es ecológico, mucho mejor.

MIS LÁCTEOS Y ALTERNATIVAS VEGETALES PREFERIDOS

- Kéfir, yogur y queso de cabra o de oveja.
- Yogur de coco o de almendra. Fíjate bien que no sean a base de soja; en la etiqueta te lo indicará.

- Yo como algún queso de coco, o hecho a base de frutos secos.

- Leche de coco, que puedes usar para cocinar (normalmente se utiliza la de lata, que contiene más grasa); la de brik la puedes utilizar más para bebidas, y para hacer recetas dulces se pueden emplear las dos. Es una bebida fácil de preparar de forma casera si te animas.

- Bebida de almendras, que se puede hacer casera y es una de las que mejor tolera nuestro sistema digestivo. Cuesta encontrarla en los bares, pero cada día me sorprendo de nuevos sitios que la tienen, así que pídela. Aquí debajo te dejo una receta.

VICHYSSOISE CON BEBIDA DE ALMENDRA

Ingredientes

- 2 puerros
- 1 cebolla
- 2 vasos de leche de almendra
- 2 cucharadas soperas de crema de leche de almendra para cocinar
- 1 cucharada sopera de miso blanco
- Cilantro para decorar

Preparación

1. Cortar los puerros y la cebolla y saltearlos en una sartén con un chorrito de aceite, sal y un poquito de agua si es necesario durante diez minutos.

2. Cubrir con agua y dejar hervir durante cinco minutos.

3. Disolver el miso con un poquito de caldo de la cocción.

4. Bajar el fuego al mínimo y añadir la crema de almendras, la leche de almendras y el miso.

5. Remover y triturar.

6. Dejar enfriar en la nevera y disfrutar.

Azúcar y edulcorantes

Otra gran adicción que he superado es la del maldito azúcar y su sabor dulce, que nos atrapa y nos hace querer más y más. Lamentablemente, en esta sí que he recaído algunas veces y he detectado al instante cómo me inflama. Vamos a ver cómo nos afecta el azúcar, dónde se esconde y los trucos que he utilizado yo para desengancharme.

¡Ahora parece que antes de cambiar mi estilo de vida comiera cucharadas de azúcar! Ja, ja, ja. ¡Pero no es así! Ya hacía mucho tiempo que no añadía azúcar a mis infusiones, ni a mis yogures, no comía galletas industriales, ni refrescos de forma continuada. Pero, sin darme cuenta, sí que comía unas cuatro raciones de fruta al día, durante el fin de semana algún postre dulce de pastelería (mi tarta preferida era la de estilo Sara, me gustaban los brazos de gitano con yema quemada y nata, las pastas de té…) o un sabroso helado de vainilla. Tampoco me fijaba tanto como ahora, así que seguro que en el carro de la compra se me colaba algún procesado con azúcar, tostadas, salsas, cremas…

Cuando vi que no podía comer azúcar, pensé que este sería el último de mis problemas, pero no fue así. La verdad es que lo pasé bastante mal al principio. Si a nuestro cerebro y cuerpo les damos azúcar, estos lo usan como gasolina directamente. Esto hace que tu cuerpo esté constantemente con picos de glucosa. Estos provocan que tengas hambre cada dos o tres horas, bajones, dolores de cabeza…

Durante estos dos años he ido a comer a algún restaurante o pastelería sin gluten. Pero sin gluten no quiere decir sin azúcar, claro, y he salido del restaurante realmente mal. Con dolor de cabeza, mareada, somnolencia…, y al día siguiente tenía una inflamación articular de las buenas.

Al final he acabado por evitar bastante este tipo de sitios, porque es verdad que, aunque no tengan gluten, las masas de *pizza*, los panes o los postres que te ponen llevan tal cantidad de azúcar o edulcorante que a mí me sientan fatal.

Si de vez en cuando voy a un restaurante, prefiero pedir un pescado a la plancha o al horno, sin ninguna salsa, o un trozo de carne a la brasa. Lo acompaño con alguna ensalada o verdura, si tienen, y paso de los postres. Los dulces prefiero hacerlos en casa, ya que así sé los ingredientes que les pongo.

TRUCOS PARA DESENGANCHARME DEL AZÚCAR

Una cosa para tener en cuenta es que el paladar se acostumbra y se puede educar. Lo que ahora no te parece dulce, cuando lleves un mes sin tomar nada con azúcar o edulcorado, te va a parecer dulcísimo. A mí me ha pasado con muchos alimentos; antes los consumía sin pensar y ahora me doy cuenta de que son muy dulces.

Evita endulzar con otros productos, como sucralosa, eritritol, estevia... No soy nada fan, los utilizo en algún momento concreto para alguna receta.

Si de todos modos necesitas algunas opciones para endulzar, puedes utilizar alimentos dulces, como podrían ser los dátiles, la compota de manzana, las pasas, los plátanos maduros, los higos, la miel, algún sirope... Por muy naturales que sean los alimentos o productos, provocan un subidón enorme a nuestro cuerpo que a la mayoría no nos sienta bien. Así que, de nuevo, recomiendo un consumo ocasional.

Cuando lleves un tiempo sin azúcar podrás hacer recetas de dulces y ya verás cómo te gustarán y tendrán buen sabor.

También muy alerta con las recetas que hay publicadas en libros e internet. Las cantidades de azúcar o edulcorantes que utilizan son muy exageradas... Yo siempre pongo un cuarto de los que me indican muchas de las recetas. Creo que nunca pongo más de cincuenta gramos de azúcar de coco en ninguna receta. Todo dependerá de la cantidad de masa, pero más o menos siempre hago las mismas raciones.

Si a tu cuerpo le sienta bien la fruta y te la recomiendan, ya verás que una manzana entera o un plátano, por ejemplo, te van a saber muy muy dulce. También es cierto que dependiendo de con qué combines este dulce, tu cuerpo responderá de una forma o de otra.

Solanáceas

Os voy a hablar de una familia de plantas que os va a sorprender, y quiero hacer especial hincapié en que son proinflamatorias para personas que tenemos enfermedades autoinmunes o problemas digestivos. Si te encuentras bien y te sientan bien, no se tendrían por qué retirar, pero puedes probar, por ejemplo, a reducir su consumo. Quiero que quede claro, ya que el problema de la falta de energía y de la inflamación en la sociedad no es por culpa de las solanáceas, pero quiero explicaros por qué se consideran proinflamatorias en estos casos.

Las solanáceas son una familia de plantas que incluye una gran variedad de alimentos comunes, como tomates, patatas, berenjenas y pimientos (incluyendo chiles, pimientos morrones y pimentón). Aunque muchos de estos alimentos son nutritivos y forman parte de dietas saludables en general, hay preocupación sobre su efecto en personas con enfermedades autoinmunes o problemas digestivos.

Las solanáceas contienen alcaloides, compuestos que actúan como mecanismos de defensa natural en las plantas. En pequeñas cantidades, estos alcaloides no suelen causar problemas a la mayoría de las personas, pero en individuos sensibles pueden contribuir a la inflamación. Los alcaloides más notables en las solanáceas son la solanina (en las patatas), la tomatina (en los tomates) y la capsaicina (en los pimientos picantes).

Algunos alimentos de la familia de las solanáceas también contienen lectinas, proteínas que, en ciertas personas, pueden irritar el revestimiento del intestino y contribuir a la hiperpermeabilidad intestinal.

Los alcaloides presentes en las solanáceas pueden activar el sistema inmunitario de manera inapropiada, lo que en algunas personas podría incrementar la inflamación. Esta inflamación exacerbada es problemática en personas con condiciones autoinmunes, donde el sistema inmunitario ya es hiperactivo y ataca a los tejidos propios del cuerpo.

En mi caso estuve bastante tiempo sin consumir solanáceas y actualmente en casa casi nunca las consumo, ya que tengo alternativas mucho más interesantes. Ahora mismo las consumo de forma puntual y con moderación cuando voy a restaurantes y no hay más opciones.

Legumbres

Las legumbres no se consideran inherentemente proinflamatorias, y, de hecho, para la mayoría de las personas son una fuente saludable de nutrientes y fibra. Sin embargo, algunas personas pueden experimentar reacciones inflamatorias o digestivas debido a ciertos compuestos presentes en ellas.

Las legumbres contienen lectinas, que, como ya hemos dicho, pueden interferir con la digestión y causar inflamación en algunas personas, especialmente si se consumen crudas o mal cocidas. La cocción adecuada destruye la mayoría de las lectinas y reduce su potencial inflamatorio.

También contienen oligosacáridos, que son tipos de carbohidratos que pueden ser difíciles de digerir y pueden fermentar en el intestino, causando gases e hinchazón. Esto puede contribuir a un malestar digestivo, lo que algunas personas interpretan como inflamación.

Algunas personas pueden ser sensibles a los fitoquímicos presentes en las legumbres, que en grandes cantidades pueden causar malestar o reacciones adversas en ellos.

Presta atención a las sensaciones de tu cuerpo después de consumirlas y, además, ten en cuenta estos puntos:

- Remoja las legumbres secas en agua durante varias horas o toda la noche antes de cocinarlas. Este proceso ayuda a eliminar parte de los oligosacáridos, los carbohidratos que pueden causar gases e hinchazón. Desecha el agua del remojo y enjuaga las legumbres antes de cocinarlas.

- Algunas especias y hierbas, como el comino, el hinojo, el jengibre y el laurel, pueden ayudar a reducir los gases y mejorar la digestibilidad de las legumbres.

- Algunas legumbres pueden ser más fáciles de digerir que otras. Las lentejas, por ejemplo, tienden a digerirse más fácilmente que los garbanzos o los frijoles. La que más me han recomendado estos años es la lenteja roja, muy rápida de cocinar y muy digerible.

PUNTOS CLAVE DEL CAPÍTULO

1. El consumo de alcohol desencadena una respuesta inflamatoria debido a su impacto en el hígado y otros órganos vitales. Este proceso también aumenta la permeabilidad intestinal, permitiendo que las toxinas y bacterias entren en el torrente sanguíneo y provoquen inflamación sistémica. Elimina o reduce al máximo su consumo y prioriza el agua como bebida principal. Cuando no te apetezca el agua, puedes consumir agua con gas y limón, infusiones calientes o con hielo o kombucha.

2. Los alimentos procesados son omnipresentes en la dieta moderna, tanto en los supermercados como en los restaurantes y en muchos sitios de restauración colectiva, como hospitales, escuelas, residencias... Estos alimentos a menudo contienen altas cantidades de azúcares añadidos, grasas trans y otros ingredientes poco saludables que desencadenan respuestas inflamatorias en el cuerpo. Elimina el máximo de procesados de tu alimentación.

3. Los aceites refinados son unos de los grandes causantes de inflamación, ya que provocan una descompensación entre omega-3 y omega-6 en nuestro organismo. Muchas veces, aun comiendo rico en omega-3, no es suficiente y tenemos que recurrir a la suplementación.

4. Los aditivos son uno de los ingredientes estrella en los procesados. Revisa la lista que te he dejado de los más peligrosos y de los aceptables, pero tu misión tiene que ser que tus alimentos no contengan ningún aditivo.

5. Los cereales con gluten han sido un gran problema en la alimentación moderna. Prioriza al máximo el consumo de pseudocereales como el trigo sarraceno o la quinoa. Intenta evitar igualmente el maíz y la avena, ya que también se consideran proinflamatorios.

6. La mayoría de los lácteos de vaca contienen la beta-caseína A1, que es proinflamatoria para el organismo. Cámbialos por lácteos de cabra y de oveja, que, además de tener más calcio que los de vaca, tienen beta-caseína A2, más similar a la de la leche materna.

7. El azúcar está escondido en muchos alimentos. Reduce al máximo su consumo y, si quieres endulzar alguna receta de forma puntual, hazlo con plátano, compota de manzana o dátiles.

8. Si tienes alguna enfermedad autoinmune o patología digestiva, sería interesante que elimines o reduzcas el consumo de solanáceas: tomates, pimientos, patatas y berenjenas.

9. Presta atención a las sensaciones de tu cuerpo después de consumir legumbres y aplica los trucos para que sean todo lo digeribles que se pueda: remojo, buena cocción y añádeles hierbas y especias.

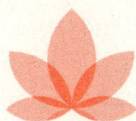

11

ALIMENTOS ANTIINFLAMATORIOS Y ALIMENTOS MEDICINA

Después de ver todos los productos y alimentos proinflamatorios que tenemos en los supermercados, en casa, en los restaurantes, los hospitales, los colegios…, te estarás preguntando: «¿Y ahora qué vamos a comer?». No te preocupes, que la lista es larga. Te voy a dar opciones antiinflamatorias fáciles de encontrar, fáciles de cocinar y que te van a encantar, y lo mejor de todo, que te ayudarán a mejorar tus niveles de energía. Eso sí, tienes que ir con la mente abierta, no te dejes asustar por algunos nombres, lee con atención todos los beneficios que te cuento y atrévete a salir de tu zona de confort e incorporarlos en tu día a día sin miedo.

Verduras

Demos la bienvenida a nuestras amigas, las que tienen que predominar en nuestros platos en la comida y en la cena, y si también podemos incorporarlas en el desayuno, sería perfecto. Las verduras son fundamentales en una dieta antiinflamatoria. Ricas en vitaminas, minerales y antioxidantes, ayudan a combatir el estrés oxidativo y la inflamación.

Verduras de hojas verdes como las espinacas, la col rizada y las acelgas son particularmente beneficiosas debido a su alto contenido en polifenoles y carotenoides.

Las crucíferas como el brócoli, la coliflor y las coles de Bruselas también son poderosos antiinflamatorios gracias a su contenido de sulforafano, un compuesto que ha demostrado reducir la inflamación y el riesgo de enfermedades crónicas.

Otras que nunca faltan en mis platos son las amargas: la rúcula, el diente de león o los rabanitos, que son de gran ayuda para purificar el hígado. En estas quiero incidir un poco más. Las verduras amargas, a menudo subestimadas en la dieta moderna, juegan un papel importante en la salud del hígado, pues contienen compuestos bioactivos que ayudan a desintoxicarlo, a mejorar su función y a promover una mejor salud en general.

Las verduras amargas estimulan la producción de bilis en el hígado. La bilis es esencial para la digestión de las grasas y la eliminación de toxinas del cuerpo. Esto nos ayuda a mejorar la digestión y facilita la eliminación de desechos metabólicos. Si aún no te he convencido, que sepas que también ayudan a mantener niveles estables de azúcar en sangre, y ya hemos visto en capítulos anteriores que esto nos interesa.

Además, muchas verduras amargas son ricas en antioxidantes, como los flavonoides y los compuestos fenólicos, que ayudan a neutralizar los radicales libres y reducir el estrés oxidativo en el hígado. También tienen propiedades antiinflamatorias que pueden reducir la inflamación hepática.

LISTA DE VERDURAS AMARGAS

- Achicoria
- Rúcula
- Endivia
- Berro
- Kale
- Alcachofa
- Diente de león

¿Y cómo las podemos incorporar en nuestras comidas?

En las ensaladas es perfecto. Puedes ir variando o mezclar varias en una misma ensalada. También puedes preparar batidos, por ejemplo, de kale o berros, y añadirles una manzana o pepino. O te puedes preparar infusiones con diente de león o achicoria. Y, por supuesto, los puedes incorporar a guisos y sopas.

Incorporar una variedad de verduras en cada comida no solo aporta nutrientes esenciales, sino que también ayuda a mantener un equilibrio ácido-base en el cuerpo, lo cual es crucial para la prevención de la inflamación. Además, las verduras son una excelente fuente de fibra dietética, que promueve la salud intestinal y contribuye a la reducción de la inflamación sistémica. Es importante que estas verduras sean de la máxima calidad posible, es decir, ecológicas y sin pesticidas, sobre todo aquellas que no cocinamos y que consumimos con piel.

Especial atención a esta lista de frutas y verduras **más contaminadas,** por lo que sería interesante que sí o sí fueran ecológicas:

- Fresas
- Manzana
- Pera
- Espinacas

- Uvas
- Nectarina y melocotón
- Apio

- Pimiento
- Tomate
- Cerezas
- Arándanos

Ahora te presento una lista de las **menos contaminadas:**

- Cebolla
- Piña
- Aguacate
- Kiwi

- Espárragos
- Guisantes
- Mango
- Calabaza

- Sandía
- Boniato
- Melón

Los pesticidas pueden tener diversos efectos adversos en la salud humana, incluyendo trastornos hormonales, problemas neurológicos y un mayor riesgo de ciertos tipos de cáncer.

CONSEJOS PARA REDUCIR LA EXPOSICIÓN A PESTICIDAS

- **Comprar orgánico:** optar por frutas y verduras orgánicas siempre que sea posible.

- **Lavar y pelar:** lavar bien los productos y pelar aquellos con piel comestible para reducir los residuos de pesticidas.

- **Variedad:** consumir una variedad de frutas y verduras para minimizar la exposición a cualquier pesticida en particular.

- **Local y de temporada:** comprar productos locales y de temporada puede reducir la exposición a pesticidas utilizados en la agricultura industrial.

Frutas de bajo índice glucémico

Las frutas de bajo índice glucémico, como los frutos rojos, el coco y el aguacate, son ricas en antioxidantes y nutrientes antiinflamatorios. Los frutos rojos, como las fresas, los arándanos y las moras, contienen antocianinas, que son potentes antioxidantes que ayudan a reducir la inflamación y el daño oxidativo.

El coco y el aguacate son ricos en grasas saludables y fibra, lo que ayuda a mantener estables los niveles de azúcar en sangre y a reducir la inflamación. Incorporar estas frutas en la dieta proporciona un impulso de energía sostenido y apoya la salud cardiovascular y metabólica.

TRUCO PARA LIMPIAR FRUTAS Y VERDURAS

Si no las puedes conseguir ecológicas, te recomiendo que las laves de la siguiente forma: en un bol grande con agua alcalina, añades dos cucharadas soperas de vinagre de manzana sin filtrar y una cucharadita de café de bicarbonato; luego sumerges la fruta o la verdura que quieras limpiar durante unos veinte minutos, y pasado el tiempo las enjuagas con agua y listas.

Tubérculos

Páginas atrás hemos comentado que es interesante reducir los carbohidratos que provienen de cereales refinados; por eso, los tubérculos van a ser nuestros aliados para conseguir energía a largo plazo. Los tubérculos más interesantes en una alimentación antiinflamatoria y energizante serían los boniatos, la yuca y el rábano Daikon.

Almidón resistente

El almidón resistente es un tipo de fibra dietética que resiste la digestión en el intestino delgado y llega al colon, donde actúa como un prebiótico, alimentando las bacterias beneficiosas del intestino.

→ **Mejora la sensibilidad a la insulina:** ayuda a regular los niveles de azúcar en sangre.

→ **Promueve la salud digestiva:** actúa como prebiótico, alimentando las bacterias beneficiosas en el intestino.

→ **Aumenta la sensación de saciedad:** ayuda a controlar el apetito y a promover la pérdida de peso.

TRUCO PARA PREPARAR EL ALMIDÓN RESISTENTE

- Hierve o asa las patatas/boniatos/arroz/pasta/yuca... hasta que estén completamente cocidos.

- Deja que el alimento se enfríe a temperatura ambiente y luego refrigéralo durante al menos doce horas. El proceso de enfriamiento transforma el almidón en almidón resistente.

- Puedes comer el alimento frío o recalentarlo ligeramente. Recalentar no destruye el almidón resistente si no supera los ciento treinta grados.

- Combina diferentes fuentes de almidón resistente para obtener una variedad de nutrientes y beneficios.

CREMA DE BONIATO Y CASTAÑAS**

Ingredientes

- 100 g de castañas ya cocinadas
- 275 g de boniato previamente asado
- 100 ml de leche de coco
- 300 ml de caldo de verduras
- 40 ml de aceite de oliva virgen extra
- 1 cucharada sopera de crema de almendra
- Sal y pimienta al gusto
- Algún trozo de castaña entera para decorar

** Esta receta me dio la cuchara de madera en Masterchef.

Preparación

1. Poner todos los ingredientes en la batidora y triturar hasta conseguir la textura deseada.

2. Antes de servir, añadir algún trocito de castaña entera, un chorro de aceite y pimienta.

A mí me gusta tanto caliente como fría.

Pseudocereales: trigo sarraceno, quinoa, teff

Los pseudocereales, como el trigo sarraceno, la quinoa y el teff, son excelentes alternativas a los cereales convencionales debido a su perfil nutricional y propiedades antiinflamatorias. Estos granos son ricos en proteínas, fibra, vitaminas y minerales, y son naturalmente libres de gluten, lo que los hace más fáciles de digerir y menos propensos a causar inflamación intestinal.

Quinoa

Es una fuente completa de proteínas, lo que significa que contiene todos los aminoácidos esenciales necesarios para la reparación y el crecimiento celular.

- Es rica en fibra, lo que favorece la digestión y la salud intestinal.
- Contiene vitaminas del grupo B, vitamina E y minerales como hierro, magnesio y zinc.
- Tiene antioxidantes, como los flavonoides quercetina y kaempferol.

Añádela a ensaladas, úsala como guarnición o prepara platos principales como quinoa con vegetales y proteínas.

Trigo sarraceno

A pesar de su nombre, no está relacionado con el trigo y no contiene gluten. Es una planta herbácea de la familia de las poligonáceas.

- Es rico en proteínas de alta calidad, incluyendo todos los aminoácidos esenciales.
- Tiene un alto contenido de fibra, que mejora la digestión y ayuda a mantener niveles estables de azúcar en sangre.
- Contiene minerales como magnesio, manganeso y fósforo.

- Contiene antioxidantes como la rutina, que pueden ayudar a reducir la inflamación.

- Úsalo en ensaladas, sopas o como base para un plato principal.

PANCAKES DE SARRACENO

Ingredientes

- 30 g de harina de trigo sarraceno
- 1 huevo ecológico
- 1 plátano pequeño maduro

Preparación

1. Coger un bol y, con un tenedor, machacar el plátano maduro.

2. Batir un huevo y añadirlo al bol.

3. Con la báscula de cocina, añadir 30 g de harina de trigo sarraceno al bol.

4. Mezclar muy bien.

5. Poner un sartén con un pelín de aceite y calentar.

6. Poner una medida en la sartén caliente y esperar unos dos o tres minutos. Para estas medidas salen entre cuatro y cinco *pancakes* dependiendo del tamaño que se les dé.

7. Cuando se note que ya no están pegados, con una espátula hay que darles la vuelta y esperar dos o tres minutos más.

8. Retirar de la sartén y poner los *toppings* deseados.

¿Con qué los puedes acompañar?

- Jamón ibérico
- Aguacate
- *Tahin*
- Frutos rojos y arándanos
- Crema de almendra o avellana

GALETTES BRETONNES COMPLÈTES

Las *galettes bretonnes complètes* son un plato tradicional francés originario de la región de Bretaña. Se trata de crepes saladas hechas con harina de trigo sarraceno y típicamente rellenas de jamón, queso y huevo. Cuando las descubrí, me enamoré de ellas. En algunos supermercados franceses ya las puedes comprar hechas y solo las tienes que rellenar; si no, las puedes hacer fácilmente en casa, te cuento cómo.

Ingredientes

Para la masa de galette

- 250 g de harina de trigo sarraceno
- 500 ml de agua
- 1 huevo
- 1 cucharadita de sal

Para el relleno

- Jamón (que sea de calidad; si es ibérico, mucho mejor)
- Queso rallado o, mejor, una loncha de queso de oveja o cabra.
- Huevos
- Mantequilla (para cocinar)

Preparación

1. En un bol grande, mezclar la harina de trigo sarraceno y la sal.

2. Añadir el huevo y gradualmente incorporar el agua, batiendo hasta obtener una masa homogénea y sin grumos.

3. Cubrir el bol con un paño y dejar reposar la masa en la nevera durante al menos una hora

4. Calentar una sartén grande antiadherente o una crepera a fuego medio-alto.

5. Añadir un poco de mantequilla a la sartén y verter una cucharada grande de la masa, esparciéndola uniformemente para formar una *galette* fina.

6. Cocinar la *galette* durante dos o tres minutos hasta que los bordes empiecen a dorarse, luego darle la vuelta y cocinar durante un minuto más.

7. Una vez que la *galette* esté cocida por ambos lados, colocar una loncha de jamón en el centro, espolvorear con queso rallado y cascar un huevo encima.

8. Doblar los bordes de la *galette* hacia el centro, formando un cuadrado y dejando el huevo visible en el medio.

9. Cocinar durante unos minutos más hasta que el queso se derrita y el huevo esté cocido a tu gusto.

Teff

Es un grano antiguo originario de Etiopía y Eritrea, conocido por ser uno de los granos más pequeños del mundo.

Estas son sus características:

- Tiene un alto contenido en proteínas, incluyendo todos los aminoácidos esenciales.
- Es rico en fibra, que favorece la digestión y la salud intestinal.
- Es una buena fuente de hierro, calcio y otros minerales.
- Contiene compuestos antioxidantes que pueden ayudar a reducir la inflamación.

Utilízalo para hacer panes, pasteles, o como un cereal caliente para el desayuno.

Incorporar pseudocereales en la alimentación habitual proporciona una fuente sostenida de energía y ayuda a reducir la inflamación sistémica. Nunca fallan en mi despensa.

Te dejo por aquí algunas opciones que no son cereales, pero que tienen la versión en harina y te pueden servir para hacer creaciones dulces y saladas:

- Harina de castaña
- Harina de yuca
- Harina de plátano macho
- Harina de bambú
- Harina de boniato
- Harina de almendra

Proteína de calidad

La proteína es un macronutriente esencial que desempeña múltiples funciones cruciales en el organismo. Entre sus roles principales se encuentran los siguientes:

→ **Construcción y reparación de tejidos:** la proteína es fundamental para la reparación y el crecimiento de tejidos, especialmente en músculos, piel, cabello y órganos internos.

→ **Producción de enzimas y hormonas:** las proteínas son necesarias para la síntesis de enzimas y hormonas que regulan procesos biológicos vitales.

→ **Función inmunológica:** los anticuerpos, que combaten infecciones, están hechos de proteínas.

→ **Fuente de energía:** aunque no es su función primaria, la proteína puede ser utilizada como fuente de energía cuando los carbohidratos y las grasas no están disponibles.

→ **Mantenimiento de la masa muscular:** consumir suficiente proteína es clave para mantener la masa muscular, especialmente durante periodos de pérdida de peso o envejecimiento.

La proteína es fundamental para una dieta antiinflamatoria. Fuentes de proteína de calidad incluyen pescados grasos, carnes magras, huevos orgánicos, legumbres (ya os he contado sus particularidades en el apartado anterior) y productos lácteos fermentados.

Además de sus funciones estructurales y metabólicas, la proteína tiene beneficios importantes en la regulación del apetito y los niveles de glucosa en sangre.

Efecto saciante de la proteína

La proteína es conocida por su capacidad para aumentar la sensación de saciedad, lo que ayuda a controlar la ingesta de alimentos y prevenir el exceso de calorías. Este punto lo noté muchísimo. Yo antes comía cinco veces al día y seguía con hambre a todas horas; claramente tenía un déficit de proteína y grasas saludables en mis comidas. En la parte final del libro encontrarás unos menús para que puedas balancear tus platos, una fórmula para calcular cuánta proteína necesitas y una tabla con equivalencias básicas para que te puedas hacer una idea real de qué tienes que poner en tu plato.

El efecto saciante de la proteína se debe a varios mecanismos:

→ **Hormonas de la saciedad:** consumir proteínas estimula la liberación de hormonas como la colecistocinina (CCK), el péptido YY (PYY) y el péptido similar al glucagón tipo 1 (GLP-1), que envían señales de saciedad al cerebro.

→ **Reducción de la grelina:** la proteína reduce los niveles de grelina, una hormona que estimula el hambre.

→ **Digestión más lenta:** las proteínas tardan más en digerirse y absorberse que los carbohidratos, lo que prolonga la sensación de saciedad.

→ **Regulación de la glucemia:** la proteína también juega un papel crucial en la regulación de los niveles de glucosa en sangre:

• **Efecto en la insulina:** consumir proteínas con carbohidratos atenúa la respuesta glucémica al aumentar la secreción de insulina.

• **Producción de glucagón:** la ingesta de proteínas estimula la producción de glucagón, una hormona que ayuda a liberar glucosa almacenada en el hígado cuando los niveles de azúcar en sangre son bajos.

• **Menor índice glucémico:** las comidas ricas en proteínas tienden a tener un índice glucémico más bajo, lo que significa que causan incrementos más lentos y menores en los niveles de glucosa en sangre en comparación con las comidas ricas en carbohidratos. De esta forma conseguirás estar saciada más tiempo y tener unos niveles de energía más estables.

Alimentos medicina

Puede que este apartado te sorprenda, y los alimentos que he colocado bajo este paraguas también. Muchos de ellos son desconocidos para la mayoría de las personas, o pasan desapercibidos ante nosotros. Algunos estoy segura de que los tienes en tu despensa llenos de polvo y otros has estado a punto de comprarlos, pero no lo has hecho porque no sabes cómo consumirlos o cocinarlos.

Agua de mar

El agua de mar ha sido un gran descubrimiento para mí y ya hace tiempo que la he incorporado en mi día a día. A mí cuando más me apetece es cuando me levanto, mezclada con agua dulce o después de practicar deporte. Pero, como te he contado algunas veces, es importante saber el porqué de todo lo que consumimos, así que te voy a explicar qué nos aporta. También es importante tener en cuenta que todas las aguas de mar no son iguales: compra una marca de confianza, y si puede ser en botella de cristal, mejor.

El agua de mar, cuando es purificada y consumida en cantidades moderadas, nos puede aportar beneficios interesantes:

→ **Minerales y electrolitos:** el agua de mar contiene una amplia variedad de minerales y electrolitos, incluyendo sodio, magnesio, calcio y potasio, que son cruciales para el funcionamiento celular y el equilibrio hídrico del cuerpo. Estos minerales ayudan a mantener la hidratación adecuada y apoyan numerosas funciones fisiológicas.

→ **Desintoxicación:** el consumo de agua de mar ayuda a desintoxicar el cuerpo al estimular la eliminación de toxinas y residuos metabólicos. Esto se debe a su composición mineral, que puede promover la función renal y hepática.

→ **Mejora del sistema inmunitario:** el agua de mar tomada con regularidad fortalece el sistema inmunitario al proporcionar oligoelementos esenciales que apoyan la producción de células inmunitarias y la actividad enzimática.

→ **Equilibrio del pH corporal:** el agua de mar tiene un efecto alcalinizante en el cuerpo, lo que ayuda a equilibrar el pH y reducir la acidez. Un equilibrio adecuado del pH es importante para la salud celular y la prevención de enfermedades crónicas.

→ **Aumento de energía y vitalidad:** gracias a su riqueza en minerales, el agua de mar puede mejorar la producción de energía a nivel celular. Los electrolitos presentes en ella facilitan la transmisión de impulsos nerviosos y la contracción muscular, lo que puede traducirse en una mayor vitalidad y resistencia física. Tomarla después de realizar ejercicio es una buena idea para una rápida recuperación.

→ **Mejora de la salud digestiva:** el consumo de agua de mar ayuda a equilibrar la flora intestinal y mejora la digestión. Sus minerales estimulan la producción de enzimas digestivas y promueven la absorción de nutrientes.

Pongo a continuación las cantidades recomendadas en general, pero si tienes dudas en tu caso, consulta a tu profesional de confianza:

→ **Dilución isotónica:** una parte de agua de mar por tres partes de agua dulce. Se recomienda comenzar con veinte mililitros diarios y aumentar gradualmente según la tolerancia y las necesidades individuales.

Caldo de huesos

El caldo de huesos también ha sido y es un imprescindible en casa. La primera vez que el nutricionista me lo pautó, pensé que era el típico caldo de siempre, pero cuando busqué la receta vi que estábamos hablando de otra cosa y el resultado final no se puede contar, tienes que verlo. Cuando lo sacas de la nevera y ves que te lo puedes comer con cuchara es que está bien hecho.

Al principio todos los cambios que tenía que hacer se me hacían una montaña, así que mi madre se ofreció a hacerme el caldo cada semana, y la verdad es que para mí era un verdadero regalo y un descanso. Con el tiempo se han ido viendo los resultados maravillosos, y actualmente ya hay empresas que lo comercializan y lo hacen con mucho amor, huesos ecológicos, agua filtrada y envasado en botella de cristal, así que si no tienes tiempo de hacerlo, no tienes por qué dejar de disfrutar de sus beneficios. A continuación, te cuento por qué es tan beneficioso para nuestro organismo.

→ **Rico en nutrientes:** el caldo de huesos es una fuente excepcionalmente rica de minerales esenciales que son cruciales para la salud ósea y general. Contiene calcio, que es fundamental para la densidad ósea y la función muscular; magnesio, que apoya la salud ósea y regula el metabolismo; y fósforo, que trabaja en conjunto con el calcio para fortalecer los huesos y dientes. Estos minerales no solo ayudan a mantener una estructura ósea robusta, sino que también son vitales para el funcionamiento de muchas funciones corporales.

→ **Mejora la salud digestiva:** una de las propiedades más destacadas del caldo de huesos es su alto contenido en gelatina, un derivado de la descomposición del colágeno. La gelatina contribuye significativamente a la salud digestiva al promover la integridad de la mucosa intestinal, lo que ayuda a prevenir problemas como el síndrome del intestino hiperpermeable. Además, favorece una digestión eficiente al proporcionar aminoácidos que ayudan a reparar y mantener el revestimiento intestinal, lo que facilita una absorción más efectiva de los nutrientes.

→ **Apoyo a las articulaciones:** el caldo de huesos es una rica fuente de glucosamina y condroitina, compuestos que juegan un papel esencial en la salud de las articulaciones. La glucosamina es conocida por sus propiedades antiinflamatorias y su capacidad para ayudar a mantener la elasticidad del cartílago, mientras que la condroitina contribuye a la hidratación del cartílago y a la reducción del dolor articular. Juntos, estos compuestos pueden ayudar a reducir la inflamación y mejorar la movilidad y flexibilidad de las articulaciones.

→ **Beneficios para la piel:** el colágeno presente en el caldo de huesos tiene un impacto positivo significativo en la salud de la piel. Este componente esencial ayuda a mantener la elasticidad y la firmeza de la piel, lo que ayuda a reducir la apariencia de arrugas y a mejorar la textura de la piel. Además, el colágeno apoya la hidratación y la regeneración celular, promoviendo una piel más suave y de aspecto juvenil.

→ **Promueve el sueño y la relajación:** la glicina, un aminoácido abundante en el caldo de huesos, juega un papel importante en la regulación del sueño y la reducción de la fatiga. La glicina tiene propiedades que mejoran la calidad del sueño al reducir la temperatura corporal central y promover la relajación.

RECETA DE CALDO DE HUESOS CASERO

Ingredientes

- Huesos de animales de pasto o ecológicos (res, pollo, pavo, cerdo...)
- Agua filtrada
- Vinagre de manzana sin pasteurizar ecológico (dos cucharadas)
- Verduras ecológicas (zanahorias, apio, cebolla)
- Hierbas y especias (laurel, pimienta, ajo)

Preparación

1. Para preparar los huesos, si es posible, tostarlos en el horno a 200 ºC durante treinta minutos para mejorar el sabor.

2. Colocar los huesos en una olla grande o en una olla de cocción lenta.

3. Añadir las verduras y las especias.

4. Agregar agua y vinagre.

5. Llenar la olla con agua hasta cubrir los huesos.

6. Añadir el vinagre de manzana y dejar reposar treinta minutos. Esto ayuda a extraer los minerales de los huesos.

7. Llevar a ebullición y luego reducir a fuego lento. Cocinar durante al menos doce horas (preferiblemente de veinticuatro a cuarenta y ocho horas). Si usas una olla de cocción lenta, puedes cocinar a baja temperatura durante este tiempo.

8. Después de cocinar, colar el caldo para eliminar huesos y vegetales.

9. Dejar enfriar y guardar en el refrigerador. El caldo se solidificará y formará una capa de grasa en la superficie que puedes retirar si lo deseas.

Variaciones: puedes agregar diferentes hierbas y especias según tu preferencia.

Usos: utiliza el caldo como base para sopas, guisos o, simplemente, bébelo solo.

Almacenamiento: en la nevera dura cuatro días perfectamente; el que no vayas a consumir lo puedes congelar en recipientes de cristal.

Ghee

Me acuerdo perfectamente de que el *ghee* fue uno de los únicos alimentos que desconocía cuando me llegó la primera pauta de alimentación. Enseguida lo busqué, lo compré, lo probé y me enamoré. El *ghee* o mantequilla clarificada es un tipo de grasa que se obtiene mediante la eliminación de sólidos de la leche y el agua de la mantequilla. Es una parte importante de la cocina india y se ha utilizado en la medicina ayurvédica durante siglos. A continuación, se detallan sus propiedades y beneficios:

Estas son las propiedades del *ghee*:

1. **Rico en grasas saludables:** el *ghee* está compuesto principalmente por grasas saturadas, que incluyen ácidos grasos de cadena corta

y media, como el ácido butírico y el ácido linoleico conjugado (CLA). Estas grasas son estables a altas temperaturas, lo que lo hace ideal para cocinar.

2. **Libre de lactosa y caseína:** al ser clarificado, el *ghee* no contiene lactosa ni caseína, lo que lo convierte en una opción adecuada para personas con intolerancia a la lactosa o sensibilidad a la caseína.

3. **Alta concentración de nutrientes:** el *ghee* contiene vitaminas liposolubles como A, D, E y K. También es una fuente de antioxidantes, que ayudan a combatir el daño celular.

4. **Punto de humo elevado:** el punto de humo del *ghee* es más alto que el de la mantequilla común, lo que significa que puede calentarse a temperaturas más altas sin descomponerse ni liberar compuestos dañinos.

5. **Apoya la salud digestiva:** el ácido butírico, un ácido graso presente en el *ghee,* tiene propiedades antiinflamatorias y puede ayudar a mantener la salud intestinal. Este ácido graso es un combustible importante para las células del revestimiento intestinal, promoviendo una digestión saludable y la reducción de la inflamación en el tracto digestivo.

Aceite de oliva virgen extra

Lo llaman el oro líquido y no les falta razón. Para mí siempre ha sido uno de los imprescindibles, incluso antes de hacer el cambio de estilo de vida. En mi casa siempre teníamos aceite bueno presidiendo la mesa. Con el tiempo, además, descubrí todos los beneficios que tiene y cada vez intento comprarlo de mejor calidad y probar diferentes variedades. Lo utilizo para cocinar y para aliñar. Siempre que puedo priorizo su utilización en frío/crudo, ya que así nos aseguramos de que no se oxide y disfrutamos de todas sus propiedades. Si además lo puedes comprar ecológico y en botella de cristal opaca, tendrás un tesoro en tu casa. Y aquí lo dejo como idea; si un día me quieres hacer un regalo, seguro que aciertas, ja, ja, ja.

Estas son las propiedades del aceite de oliva virgen extra (AOVE):

1. **Rico en grasas monoinsaturadas:** el ácido oleico es beneficioso para la salud cardiovascular. Estas grasas son estables y menos propensas a la oxidación.

2. **Alto contenido en antioxidantes:** contiene antioxidantes potentes como los polifenoles, la vitamina E y los carotenoides, que ayudan a proteger las células del daño oxidativo.

3. **Fuente de vitaminas:** es rico en vitaminas liposolubles como la vitamina E y la vitamina K. La vitamina E es un antioxidante que protege las células del daño, mientras que la vitamina K es esencial para la coagulación de la sangre y la salud ósea.

4. **Propiedades antiinflamatorias:** contiene oleocantal, un compuesto con propiedades antiinflamatorias que puede ayudar a reducir la inflamación en el cuerpo. Actúa inhibiendo las enzimas COX-1 y COX-2, que son responsables de la producción de sustancias proinflamatorias en el cuerpo.

5. **Estabilidad a la cocción:** aunque tiene un punto de humo relativamente bajo en comparación con otros aceites, el AOVE de buena calidad puede ser utilizado para cocinar a temperaturas moderadas debido a su estabilidad oxidativa. Por ejemplo, es interesante prestar atención a estos detalles; si haces pescado al horno, una vez cocinado y fuera del horno es buen momento para añadirle el chorrito de aceite, mucho mejor que ponerlo al horno con el aceite.

6. **Controla los niveles de azúcar en la sangre:** al ser una grasa, ayuda a regular los niveles de glucosa en sangre y a mejorar la sensibilidad a la insulina. No es lo mismo comer dos tostadas solas que con un buen chorro de AOVE.

Aceite de coco

El aceite de coco también ha sido un gran descubrimiento y nunca falta en mi cocina. Ya sé que me diréis que, viviendo en el Mediterráneo, el aceite de oliva no tiene rival, y es verdad, pero creo que es interesante poder variar de grasas saludables y aprovechar los beneficios del aceite de coco y poder disfrutar de su sabor característico. Además, no solo sirve para utilizar en la cocina; puede ser un gran aliado en nuestra higiene bucal y un gran hidratante de piel y cabello. Vamos a ver primero qué lo hace especialmente interesante. Es importante que sea un aceite de coco de calidad: mira en la etiqueta que sea aceite de coco virgen prensado en frío.

Estas son sus propiedades:

1. **Rico en ácidos grasos de cadena media (MCT):**

   - Contiene triglicéridos de cadena media (MCT), como ácido láurico, ácido cáprico y ácido caprílico, que son fácilmente absorbidos y utilizados por el cuerpo para producir energía.

   - Los MCT en el aceite de coco se metabolizan rápidamente en el hígado, convirtiéndose en una fuente inmediata de energía en lugar de ser almacenados como grasa (punto muy interesante: no solo la glucosa nos da energía). Esto nos proporciona un impulso rápido de energía, especialmente útil si vamos a practicar deporte o somos personas con un estilo de vida activo.

   - Los MCT pueden ayudar a mantener niveles estables de azúcar en la sangre, evitando los picos y caídas que pueden causar fatiga y bajos niveles de energía. Ya hemos visto que nos interesa mantener unos niveles de glucosa estables en nuestro organismo.

2. **Antioxidantes:** contiene antioxidantes como la vitamina E y polifenoles que ayudan frente al estrés oxidativo.

3. **Antimicrobiano y antifúngico:**

   - El ácido láurico se convierte en monolaurina en el cuerpo, que tiene propiedades antimicrobianas y antifúngicas.

   - Las propiedades antimicrobianas del aceite de coco ayudan a mantener un equilibrio saludable de bacterias en el intestino, lo que reduce la inflamación intestinal y mejora la salud digestiva.

TRUCO

Anímate a poner una cucharada de postre de aceite de coco en tu infusión o café de la mañana, por ejemplo, antes de ir a entrenar, y observa tus niveles de energía y saciedad. También podrías añadir *ghee* en lugar de aceite de coco. ¿Te suena el *bulletproof coffee* o «café a prueba de balas»? Te voy a contar qué es y cómo se prepara, pero quiero puntualizar que no es bueno abusar del café y que en caso de que tengamos el sistema digestivo inflamado o debilitado no será el momento de incorporarlo, ya que puede irritar nuestras mucosas digestivas. En mi caso, los cuatro o cinco primeros años de cambio no tomé nunca café; antes tampoco lo tomaba, porque no me gustaba el sabor, pero es verdad que ahora que estoy mucho mejor, algunos días (no siempre) tomo un poco con alguna grasa y noto que me va bien. Siempre asegúrate de utilizar un café ecológico de tueste natural, nunca torrefacto, ni soluble, ni en cápsulas. Idealmente, utiliza una máquina que te pueda moler el grano al momento o una cafetera italiana de acero inoxidable (nunca de aluminio, por el tema de los tóxicos).

El *bulletproof coffee* es una bebida que combina café con grasas saludables, específicamente mantequilla sin sal y aceite MCT (triglicéridos de cadena media). Fue popularizado por Dave Asprey, el fundador de Bulletproof, como una forma de aumentar la energía, mejorar la claridad mental y prolongar la sensación de saciedad. Es importante recordar que la receta tradicional se hace sin ningún tipo de endulzante, leche, ni bebida vegetal, ni saborizante, por lo tanto, no rompería el ayuno.

¿Cómo se prepara?

- 1 taza (200 ml) de café americano recién hecho (preferiblemente orgánico y de alta calidad): lo que yo hago es preparar un café tipo *espresso* y después le añado agua caliente.

- 1 cucharada de mantequilla sin sal (preferiblemente de vacas alimentadas con pasto) o de *ghee*.

- 1 cucharada de aceite MCT (o aceite de coco, aunque se prefiere el aceite MCT por su rápida absorción).

¿Cómo utilizar el aceite de coco?

1. **Cocinar y freír:** el aceite de coco es estable a altas temperaturas, lo que lo hace ideal para cocinar y freír. Úsalo en lugar de otros aceites en recetas de salteados, frituras y horneados. Por ejemplo, yo lo utilizo para preparar pollo al curri, verduras salteadas, *pancakes,* gofres, galletas o bizcochos que después pongo al horno, etcétera.

2. **Batidos y bebidas:** añade una cucharada de aceite de coco a tus batidos, café o té para obtener un impulso de energía y beneficios antiinflamatorios.

3. **Aderezos y salsas:** incorpora aceite de coco en aderezos para ensaladas o salsas para darle un toque nutritivo y saludable.

GOFRE DE COCO PROTEICO

Ingredientes

- 1 plátano maduro
- 1 huevo
- 1 cucharada sopera de harina de coco
- 1 cucharada sopera de harina de castaña
- 1 cucharada sopera de proteína en polvo (guisante, cáñamo, linaza, *whey*)
- 50 ml de bebida de almendra
- Aceite de coco para engrasar la gofrera

Preparación

1. Pela el plátano y machácalo en un bol hasta obtener un puré suave.

2. Añade el huevo al bol y bate bien hasta que esté completamente mezclado con el puré de plátano.

3. Agrega la harina de coco, la proteína en polvo y la harina de castaña a la mezcla de plátano y huevo. Añade también la bebida de almendra. Remueve bien hasta que todos los ingredientes estén completamente integrados y se forme una masa homogénea.

4. Precalienta la gofrera según las instrucciones del fabricante.

5. Engrasa ligeramente la superficie de la gofrera con aceite de coco utilizando una brocha de cocina o un papel de cocina.

6. Vierte la masa en la gofrera, asegurándote de distribuirla de manera uniforme.

7. Cocina los gofres hasta que estén dorados y crujientes. El tiempo de cocción puede variar según la gofrera, pero generalmente toma entre tres y cinco minutos.

8. Retira los gofres de la gofrera con cuidado y colócalos en un plato.

9. Puedes acompañar los gofres con tus *toppings* favoritos, como frutas frescas, chips de coco, crema de frutos secos...

Fermentados: kéfir, kombucha, chucrut, encurtidos

Los alimentos fermentados, como el kéfir, la kombucha, el chucrut y los encurtidos, son ricos en probióticos, que son bacterias beneficiosas que ayudan a la salud intestinal. Un intestino saludable es crucial para la reducción de la inflamación sistémica, ya que el 70 % del sistema inmunitario se encuentra en el tracto digestivo, como hemos visto anteriormente.

El consumo regular de alimentos fermentados ayuda a equilibrar el microbioma intestinal, reducir la inflamación y mejorar la digestión y la absorción de nutrientes, lo que se traduce en niveles de energía más altos y una mejor salud general. En el siguiente capítulo, sobre la digestión, te nombraré algunos de mis preferidos.

Kuzu, umeboshi y té *kukicha*, el triplete perfecto

La primera vez que oí el nombre de estos tres ingredientes no tenía ni idea de qué eran, pero poco a poco investigué, leí y, sobre todo, experimenté en mí los beneficios de estas tres joyas. El té *kukicha* con *kuzu* y *umeboshi* es una combinación tradicional japonesa conocida por sus numerosos beneficios para la salud. Cada uno de los ingredientes aporta propiedades únicas que, cuando se combinan, pueden ofrecer efectos sinérgicos para el bienestar general. Dependiendo del momento del día y de cómo me encuentro, utilizo los tres juntos o separados. Voy a explicarte cómo utilizar cada uno por separado y al final te contaré cómo preparar esta bebida ancestral maravillosa.

Té *kukicha*

El té *kukicha* o té de tres años es un tipo de té japonés que se elabora a partir de las ramitas, tallos y peciolos de la planta del té (*Camellia sinensis*), a diferencia de otros tés, que se elaboran principalmente con las hojas de la planta. El *kukicha* tiene un sabor único, ligeramente dulce y con un toque de nuez. Puede tener un sabor más suave en comparación con otros tés verdes. Las ramitas y tallos del *kukicha* le dan una apariencia distintiva. Cuando se prepara, el té tiene un color entre verde claro y dorado.

1. **Rico en antioxidantes:** contiene catequinas y polifenoles que ayudan a combatir el daño de los radicales libres y reducir el riesgo de enfermedades crónicas.

2. **Bajo en cafeína:** tiene menos cafeína en comparación con otros tés verdes, lo que lo hace adecuado para su consumo durante todo el día sin causar insomnio.

3. **Alto en minerales:** es una buena fuente de calcio, zinc, selenio y cobre, que son esenciales para la salud ósea y el sistema inmunitario.

4. **Apoyo digestivo:** es suave para el estómago y puede ayudar a la digestión, haciendo de él una buena opción para después de las comidas.

5. **Equilibrio del pH:** tiene propiedades alcalinizantes que ayudan a equilibrar el pH del cuerpo, combatiendo la acidez y promoviendo un ambiente corporal más equilibrado.

¿CÓMO PREPARARLO?

- Calienta el agua hasta que esté a punto de hervir. La temperatura ideal es alrededor de 80 °C, ya que el agua demasiado caliente puede quemar el té y afectar a su sabor.
- Coloca el té *kukicha* en una tetera o taza.
- Vierte el agua caliente sobre el té.
- Deja reposar el té durante dos o tres minutos. Puedes ajustar el tiempo según tu preferencia de sabor, pero no lo dejes reposar demasiado tiempo para evitar un sabor amargo.
- Cuela el té y sírvelo caliente.

Kuzu

El *kuzu,* también conocido como *kudzu,* es un almidón derivado de la raíz de una planta trepadora llamada *Pueraria lobata,* que es nativa de Asia. Quién me iba a decir que este nombre no se me olvidaría en la vida y que tendría siempre *kuzu* en la despensa, además de llevármelo de viaje. Este almidón se utiliza tradicionalmente en la cocina japonesa y china, tanto por sus propiedades culinarias como medicinales. El *kuzu* se presenta generalmente en forma de polvo o trozos pequeños y blancos (muy parecido a una tiza de la pizarra).

Estas son las propiedades del *kuzu:*

→ **Propiedades digestivas:** el *kuzu* es conocido por su capacidad para aliviar problemas digestivos como la acidez estomacal, la indigestión y la diarrea. Al mismo tiempo también ayuda con el estreñimiento; podemos decir que es ideal para equilibrar nuestro tránsito intestinal, por eso siempre me lo llevo de viaje. Ayuda a fortalecer y proteger la mucosa intestinal, muy recomendable cuando tenemos un intestino hiperpermeable.

→ **Propiedades antiinflamatorias:** ayuda a reducir la inflamación en el cuerpo, aliviando condiciones como la artritis y el dolor muscular.

→ **Regulación del azúcar en la sangre:** ayuda a regular los niveles de azúcar en sangre, lo que es beneficioso para personas con diabetes o resistencia a la insulina.

→ **Propiedades calmantes:** tiene un efecto calmante en el sistema nervioso, ayudando a reducir el estrés y la ansiedad.

→ **Propiedades depurativas:** ayuda al cuerpo a eliminar toxinas y favorece la función hepática.

→ **Propiedades cardiovasculares:** ayuda a mejorar la circulación sanguínea y a reducir la presión arterial, contribuyendo a la salud cardiovascular.

IMPORTANTE, PUEDE TENER INTERACCIÓN CON:

1. **Medicamentos para la diabetes:** dado que el *kuzu* puede ayudar a regular los niveles de azúcar en sangre, podría interactuar con medicamentos antidiabéticos, potenciando su efecto y causando hipoglucemia.

2. **Anticoagulantes:** puede interferir con medicamentos anticoagulantes o antiplaquetarios debido a sus efectos sobre la circulación sanguínea.

3. **Antihipertensivos:** como el *kuzu* puede ayudar a reducir la presión arterial, debe usarse con precaución si ya estás tomando medicamentos para la hipertensión.

Consulta siempre con el profesional sanitario que lleve tu caso.

Usos del *kuzu* en la cocina

El *kuzu* se utiliza como espesante en diversas recetas, especialmente en la cocina asiática. Aquí presento algunos usos comunes:

1. **Espesante para salsas y sopas:** el *kuzu* se disuelve en agua fría y luego se añade a las salsas o sopas calientes para espesarlas. Aporta una textura suave y transparente.

2. **Postres:** se utiliza en la preparación de postres como pudines y gelatinas debido a su capacidad para gelificar. Yo, por ejemplo, me hago unas natillas con bebida de almendra, canela, *kuzu* y arándanos.

3. **Bebidas medicinales:** se utiliza en bebidas medicinales tradicionales para tratar problemas digestivos y para el bienestar general.

Umeboshi

La primera vez que lo pongas en tu boca vas a flipar, no te puedo describir el sabor, no te puedo decir a qué se parece, es un sabor tan especial y característico que te hará salivar (así que ya puedes pensar que para la digestión irá bien). Eso sí, toma una puntita, ni se te ocurra ponerte toda una cucharada en la boca. El *umeboshi* es un encurtido japonés hecho a partir de *ume,* una fruta parecida a la ciruela. Tradicionalmente, las *ume* se encurten con sal y se dejan fermentar durante varios meses. El *umeboshi* es conocido por su sabor extremadamente ácido y salado.

1. **Propiedades digestivas:** el *umeboshi* estimula la producción de ácido clorhídrico en el estómago, mejorando la digestión y ayudando a prevenir problemas digestivos como la indigestión y el reflujo ácido. Tiene un efecto laxante suave que puede ayudar a aliviar el estreñimiento. El *umeboshi* se ha utilizado tradicionalmente para aliviar las náuseas, incluyendo las náuseas matutinas durante el embarazo y el mareo por movimiento.

2. **Equilibrio del pH:** a pesar de su sabor ácido, el *umeboshi* tiene un efecto alcalinizante en el cuerpo, ayudando a equilibrar el pH y combatir la acidez.

3. **Propiedades desintoxicantes:** ayuda a eliminar toxinas del cuerpo y a mejorar la función hepática, actuando como un desintoxicante natural.

4. **Propiedades antimicrobianas:** tiene propiedades antibacterianas y antivirales que pueden ayudar a prevenir infecciones y fortalecer el sistema inmunitario.

5. **Propiedades energéticas:** puede ayudar a aumentar los niveles de energía y a combatir la fatiga, gracias a su efecto revitalizante.

KUZU-UME-KUKI

Ingredientes

- 1 taza de té *kukicha* preparado
- 1 cucharadita de *kuzu*
- 1 ciruela *umeboshi* (deshuesada y triturada)
- 1 taza de agua (para disolver el *kuzu*)
- Opcional: una pizca de sal marina o un poco de jengibre rallado

Preparación

1. Preparar una taza de té *kukicha* como de costumbre, usando agua caliente, pero no hirviendo (aproximadamente 80 ºC) y dejando reposar las ramitas de té durante unos tres o cuatro minutos.

2. En una cacerola pequeña, disolver una cucharadita de *kuzu* en una taza de agua fría. Mezclar bien hasta que el *kuzu* esté completamente disuelto.

3. Calentar la mezcla de *kuzu* a fuego medio, removiendo constantemente hasta que la mezcla comience a espesar y volverse translúcida.

4. Añadir la ciruela *umeboshi* triturada o media cucharadita de pasta de *umeboshi* a la mezcla de *kuzu* espesa, y mezclar bien.

5. Verter la mezcla de *kuzu* y *umeboshi* en la taza de té *kukicha* y mezclar bien.

Hierbas aromáticas y especias que no pueden faltar en tu cocina

Estoy segura de que nuestras abuelas siempre las tenían en su cocina y las utilizaban a diario dando ese toque particular a los platos, además de disfrutar de sus propiedades. A continuación, te voy a nombrar algunas que no faltan en mi despensa y que utilizo casi a diario. He seleccionado las que más pueden ayudar a reducir la inflamación, a mejorar los niveles de energía y de las que hay más estudios realizados.

Cúrcuma: el principal compuesto activo de la cúrcuma, la curcumina, es conocido por sus potentes propiedades antiinflamatorias, por lo que ayuda a reducir la inflamación crónica en el cuerpo.

La cúrcuma es revitalizante, lo que fomenta una piel más radiante, es un superantiinflamatorio (yo para la artritis la tomo incluso en suplemento) y favorece un sistema inmunitario más fuerte gracias a sus propiedades antioxidantes. Para mejorar su absorción es importante que la combines con una grasa (aceite de oliva, de coco, aguacate...) y con un poquito de pimienta negra.

Jengibre: es un antiinflamatorio natural que ayuda a aliviar el dolor y la hinchazón en las articulaciones. Además de revitalizar el sistema digestivo, el jengibre mejora la circulación sanguínea, y favorece que aumente tu energía y vitalidad. Lo puedes rallar en algún plato, ponerlo en una infusión o licuarlo en un batido.

Canela de Ceylán: contiene un compuesto con propiedades antiinflamatorias que puede ayudar a combatir la inflamación en el cuerpo. Además, tiene la capacidad de regular los niveles de azúcar en sangre, revitaliza el metabolismo y proporciona un impulso de energía natural.

Romero: es conocido por su capacidad para reducir la inflamación y aliviar el dolor muscular, por lo que es ideal para el tratamiento de lesiones y dolores crónicos. Además, estimula la circulación y mejora la memoria, revitalizando la mente y el cuerpo de manera efectiva. Un truco es añadirlo en polvo en el aceite cuando vayas a cocinar; de esta forma evitarás que el aceite de oliva se oxide tan fácilmente.

Tomillo: rico en compuestos antiinflamatorios, el tomillo es útil para aliviar la inflamación en el sistema respiratorio y combatir infecciones. Sus propiedades antioxidantes revitalizan el sistema inmunitario y da un plus de energía. Puedes prepararte una infusión de tomillo o ponerlo en los platos de carne.

Otras especias interesantes para tus preparaciones serían la menta, el clavo o el cilantro. La verdad es que son ideales para dar sabor a tus platos y aprovechar, además, sus propiedades antiinflamatorias y revitalizantes.

PUNTOS CLAVE DEL CAPÍTULO

1. La verdura siempre tiene que estar presente en tus platos, ya sea cruda o cocinada. No te olvides de las que son amargas, ya que ayudarán a tu cuerpo con la depuración.

2. Prioriza el consumo de frutas de bajo índice glucémico como el coco, el aguacate, los arándanos o los frutos rojos.

3. Prepara los tubérculos y almidones en formato de almidón resistente para disfrutar de todas sus propiedades.

4. Utiliza los pseudocereales, como pueden ser el trigo sarraceno, la quinoa o el teff, para tus panes, crepes, gofres, masas de *pizza* o recetas dulces.

5. Consume proteína completa de calidad: huevos, carne blanca, carne roja, sobre todo pescado azul, pescado blanco, cefalópodos y marisco.

6. Incluye en tu día a día varios alimentos medicina: agua de mar, caldo de huesos, *ghee,* AOVE, aceite de coco, fermentados, *kuzu, umeboshi,* té *kukicha* y hierbas aromáticas y especias.

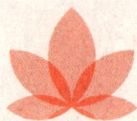

12

DIGESTIÓN Y AYUNO

Una información que me rompió los esquemas fue entender que hacer la digestión es un proceso de nuestro organismo que consume una gran cantidad de energía. Si estamos comiendo todo el día (cinco o más comidas al día, o tomamos el típico café con leche o cortado a todas horas, estaremos desperdiciando un montón de energía todos los días). Nuestro cuerpo tiene la capacidad suficiente para comer dos o tres veces al día y no tener que estar picando todo el rato; de verdad que el subidón de energía que notarás no tiene precio, y si comes balanceado y suficiente proteína y grasa, no vas a pasar hambre entre horas, hazme caso.

La digestión de los alimentos es un proceso vital que nos permite obtener los nutrientes necesarios para nuestras funciones corporales. Este proceso, conocido como termogénesis inducida por la dieta, requiere una cantidad significativa de energía. En este capítulo veremos cómo funciona la digestión a grandes rasgos, trucos para tener una buena digestión y cómo si lo combinamos con el ayuno conseguiremos *hackear* nuestro cuerpo para tener más energía.

Cómo funciona la digestión a grandes rasgos

Comprender cómo funciona este proceso nos va a ayudar a optimizar nuestra alimentación, a reducir la fatiga y a aumentar nuestros niveles de energía.

Ingestión

Boca: la digestión comienza en la boca, donde los alimentos son masticados y mezclados con la saliva. La saliva contiene enzimas como la amilasa, que inicia la descomposición de los carbohidratos.

Incluso podríamos decir que empieza antes, con los olores, con lo que vemos con los ojos... Nuestro cuerpo ya se empieza a preparar para acoger los alimentos que le vendrán. Como ya hemos comentado, en nuestro cuerpo está todo relacionado, y nuestros cerebro e intestino también lo están.

A menudo no ponemos suficiente atención en la boca, y es que es muy importante tener una buena salud bucal y dental, además de dedicar el tiempo suficiente a masticar los alimentos. Más adelante te daré un truco para cuando tomes alimentos líquidos.

Deglución y tránsito

Esófago: el bolo alimenticio (comida masticada y mezclada con saliva que ya contiene enzimas digestivas) pasa por el esófago mediante movimientos peristálticos hacia el estómago.

Digestión en el estómago

Estómago: aquí, los alimentos se mezclan con el jugo gástrico, que contiene ácido clorhídrico y enzimas como la pepsina, que descompone las proteínas. Es muy importante tener una cantidad correcta de enzimas y unos buenos niveles de ácido, ni mucho ni poco, el necesario. En algunos casos es conveniente suplementar con enzimas digestivas si nuestro cuerpo no es capaz de segregar las necesarias. Finalmente, el estómago convierte el bolo alimenticio en una sustancia semilíquida llamada *quimo*.

Digestión y absorción en el intestino delgado

Duodeno: el quimo se mezcla con las secreciones del páncreas y la bilis del hígado. Las enzimas pancreáticas y la bilis descomponen las grasas, proteínas y carbohidratos.

Yeyuno e íleon: la mayoría de los nutrientes se absorben aquí a través de las vellosidades intestinales hacia el torrente sanguíneo.

Absorción de agua y formación de heces

Intestino grueso: aquí se absorben el agua y algunos minerales. Las bacterias del colon (esas que debemos tener en justa medida y alimentadas correctamente, por ejemplo, con el almidón resistente) ayudan a descomponer los restos de alimentos, y las heces se forman y almacenan hasta ser expulsadas.

TRUCOS PARA TENER UNA BUENA DIGESTIÓN

Para mí las digestiones eran un calvario. Comiera lo que comiera, me sentaba mal. Gracias a los cambios de hábitos y a sanar mi intestino descubrí que la digestión podía ser indolora y que casi no se notara. Han sido años de prueba y error, de leer muchos consejos, aplicarlos y ver cómo reaccionaba mi cuerpo. A continuación, comparto contigo los que más me han funcionado y de los que he leído que hay más evidencia.

Vinagre de manzana

Este truquillo la verdad es que es un 2 x 1: contribuye a que nuestra comida no nos provoque una subida de glucosa tan rápida y pronunciada, y al mismo tiempo nos ayuda con la digestión. El vinagre de manzana es conocido por sus beneficios digestivos debido a su contenido en ácido acético, que ayuda a aumentar la acidez del estómago. Esto facilita la descomposición de los alimentos y la absorción de nutrientes. Tomar una cucharada de vinagre de manzana diluido en un vaso de agua antes de las comidas puede mejorar la digestión y prevenir la acidez estomacal.

Idealmente, tendría que ser un vinagre de manzana ecológico sin pasteurizar. Además, al ser sin pasteurizar, también contendrá bacterias beneficiosas para nuestro intestino. Hace poquito también he descubierto el vinagre de *umeboshi,* que tendría aproximadamente la misma función. Si te cuesta mucho beber el agua con vinagre antes de las comidas, puedes poner un poco de vinagre en la ensalada, por ejemplo.

Umeboshi

En el capítulo anterior ya te he contado las maravillas del *umeboshi,* y para la digestión también es un gran aliado. Los *umeboshi* son ciruelas encurtidas japonesas que tienen propiedades alcalinizantes y digestivas. Consumir una pequeña cantidad de *umeboshi* antes de las comidas puede estimular la producción de enzimas digestivas, facilitando la digestión y mejorando la absorción de nutrientes. Puedes preparar una vinagreta con AOVE, *umeboshi,* cúrcuma y pimienta negra deliciosa para tus ensaladas o verduras.

Fermentados

Los alimentos fermentados son ricos en probióticos, que son microorganismos vivos beneficiosos para la salud intestinal. Estos probióticos ayudan a mantener un equilibrio saludable de la microbiota intestinal, mejorando la digestión y la absorción de nutrientes. Yo lo que intento es añadir algún fermentado diferente cada día. Un día para desayunar puedo tomar kéfir de cabra con frutos secos y copos de trigo sarraceno y así ya tendría el primer fermentado del día.

Por ejemplo, en la ensalada del mediodía añado una cucharada de chucrut, ideal que sea sin pasteurizar y que esté guardado en la parte de refrigerados de allí donde lo compres. A media tarde puedo tomar medio vaso de kombucha, que sería otro fermentado interesante; fíjate en la tabla nutricional y que no lleve más de dos gramos de azúcar por cada cien mililitros. Tampoco hace falta hacer malabares para comer fermentados en desayuno, comida y cena, pero recomiendo pensar en ellos y tener en la despensa. De aperitivo puedes tomar unos buenos pepinillos encurtidos o un helado hecho con yogur de coco, que también llevará probióticos.

No beber durante las comidas

Beber grandes cantidades de líquidos durante las comidas puede diluir los jugos gástricos y dificultar la digestión. Para evitar esto, es recomendable limitar la ingesta de líquidos durante las comidas. En lugar de beber grandes cantidades de agua, se puede optar por tomar pequeños sorbos si es necesario.

Es preferible hidratarse bien antes de las comidas y esperar al menos treinta minutos después de comer para consumir líquidos en cantidad. Esto permite que los jugos gástricos mantengan su concentración y eficacia, mejorando la descomposición de los alimentos y la absorción de nutrientes.

Muchas personas se sorprenden de que durante la comida no beba, pero en mi caso he notado mucha mejoría cambiando este aspecto. Solo tienes que acordarte de beber durante la mañana y la tarde.

No tomar fruta de postre

Aunque las frutas son saludables, consumirlas como postre puede interferir con la digestión. Las frutas se digieren rápidamente, mientras que otros alimentos, especialmente aquellos ricos en proteínas y grasas, necesitan más tiempo para digerirse. Cuando se consume fruta después de una comida pesada, puede quedar atrapada en el estómago, fermentando y causando hinchazón y malestar.

Para evitar problemas digestivos, es mejor consumir frutas en ayunas o entre comidas. De esta manera, la fruta puede digerirse rápidamente y sin interferencias, proporcionando sus nutrientes y energía de manera más eficiente. Yo la consumo normalmente en el desayuno o en la ensalada al principio de la comida.

No tomar infusión justo después de comer

Siempre hemos escuchado que las infusiones son «digestivas», y sí, es verdad, pero tomadas justo después de comer te pueden jugar una mala pasada. Tomar infusiones calientes inmediatamente después de las comidas puede diluir los jugos gástricos y afectar negativamente a la digestión. Aunque las infusiones pueden tener beneficios digestivos, es mejor esperar al menos entre treinta y sesenta minutos después de comer para consumirlas.

Las infusiones digestivas como la menta, el jengibre y la manzanilla pueden ser muy beneficiosas cuando se toman en el momento adecuado, ayudando a calmar el tracto digestivo y a reducir la inflamación. Esperar un tiempo adecuado después de las comidas permite que los jugos gástricos trabajen eficientemente y que la digestión no se vea comprometida.

INFUSIÓN DIGESTIVA
PARA DIGESTIONES LENTAS O PESADAS

Las infusiones digestivas son grandes aliadas para aliviar las digestiones lentas o pesadas. Tal y como te he comentado, es interesante esperar al menos treinta minutos para tomarlas y utilizar poca agua; de esta forma nos favorecerá en lugar de entorpecer la digestión.

Ingredientes

- 1 cucharadita de semillas de hinojo
- 1 cucharadita de semillas de anís
- 1 cucharadita de raíz de jengibre fresco rallado o en rodajas, incluso en polvo
- 1 cucharadita de hojas de menta fresca o seca

- 1 ramita de canela
- 1 cucharadita de flores de manzanilla
- 500 ml de agua filtrada

Propiedades de los ingredientes

- **Hinojo:** ayuda a reducir la hinchazón y los gases, y promueve una digestión saludable.

- **Anís:** conocido por sus propiedades carminativas, puede ayudar a aliviar los gases y la hinchazón.

- **Jengibre:** estimula la producción de jugos digestivos y enzimas, aliviando la indigestión y las náuseas.

- **Menta:** relaja los músculos del tracto digestivo y mejora el flujo de bilis, ayudando en la digestión.

- **Canela:** estimula la digestión y tiene propiedades carminativas y antiinflamatorias.

- **Manzanilla:** calma el estómago y reduce la inflamación, ayudando a aliviar la indigestión y los calambres.

*Precauciones: consulta con un profesional de la salud si estás embarazada, amamantando o tomando medicamentos, ya que algunos ingredientes pueden interactuar con ciertos medicamentos o condiciones.

Masticar bien

La masticación es un paso crucial en el proceso digestivo que a menudo se pasa por alto. Masticar bien los alimentos los descompone en partículas más pequeñas, facilitando la acción de las enzimas digestivas en el estómago. Además, la masticación adecuada estimula la producción de saliva, que contiene enzimas digestivas que inician la digestión de carbohidratos en la boca.

Antes era de las que engullían sin masticar, ya que no prestaba atención al acto de comer, pero poco a poco voy siendo más consciente de lo que hago en cada momento, y masticar bien requiere toda mi atención.

Tomarse el tiempo para masticar bien cada bocado no solo mejora la digestión, sino que también puede ayudar a comer menos, ya que permite que el cerebro registre la saciedad antes. Un objetivo razonable es masticar cada bocado al menos veinte o treinta veces antes de tragar.

Poner tropezones a las cremas y sopas

Me había pasado muchos años sin tomar purés ni cremas, ya que notaba que no me sentaban bien, me quedaba llena de golpe y sin digerir hasta que descubrí por qué.

Agregar tropezones a las cremas y sopas mejora la digestión al promover una mayor masticación. Al incluir ingredientes como trozos de verduras, nueces, semillas o pequeños picatostes, se fomenta la masticación, lo que a su vez estimula la producción de saliva y jugos gástricos. De esta forma estamos avisando a nuestro cuerpo de que empieza la digestión y de que no es agua lo que se avecina. Además, los tropezones pueden añadir textura y variedad a las comidas, haciéndolas más agradables y nutritivas.

Ayuno

Muchas veces oímos la palabra *ayuno* y nos echamos las manos a la cabeza, pero, si lo pensamos, la mayoría ya lo hacemos sin saberlo y nuestros antepasados lo practicaban cada día. Pero ¿cuántas veces has oído que tenemos que hacer cinco comidas al día, que no nos podemos saltar el desayuno, etcétera? Esto al final se ha ido arraigando mucho, pero hace unos años que han empezado a salir nuevos estudios que nos recomiendan no hacer tantas comidas y dejar un mínimo de doce horas al día sin ingerir nada para que el intestino pueda descansar y regenerarse.

Antes de empezar con el cambio de estilo de vida, lo primero que hacía cuando me levantaba era comerme una manzana, a las siete de la mañana, por ejemplo; a las nueve desayunaba, a la una y media comía, a las cinco merendaba y a las nueve cenaba. Sin darme cuenta estaba introduciendo alimento en mi cuerpo casi todo el día y no dejaba descansar a mi sistema digestivo. Yo me moría de hambre y para mí era impensable no merendar. Después de estos dos años he reeducado a mi cuerpo, hago tres comidas al día y dejo doce horas entre la cena y el desayuno, ¡¡¡y no paso nada de hambre!!! Mi cuerpo ha ganado en calidad y en flexibilidad metabólica.

El ayuno intermitente es un tipo de dieta muy popular en la actualidad, pero lo que muy pocos conocen es que se basa en la *autofagia*, un término cuyo significado sería 'comerse a uno mismo', y que se apoya en el descubrimiento del bioquímico británico Christian de Duve.

La autofagia es un sistema natural de reciclaje que sirve para limpiar el organismo de todo lo que ya no es útil y podría causarle daño, y para aprovechar aquello que todavía es válido para generar nuevos componentes celulares y así potenciar la salud. Este proceso es crucial en la inmunidad y en el control de la inflamación, por lo que puede proteger contra las enfermedades infecciosas, autoinmunes e inflamatorias. Esto ayuda a mantener la homeostasis (el equilibrio) del organismo.

El ser humano está adaptado a periodos de escasez, y de forma natural ayunamos cuando estamos enfermos. Las dietas depurativas y los ayunos han estado presentes a lo largo de la historia de la humanidad, tanto en Oriente como en Occidente, por motivos religiosos y de salud. En el siglo xx el ayuno terapéutico reapareció con fuerza y hoy está de gran actualidad por su vínculo con la alimentación y la salud.

La sobrealimentación actual, el consumo de alimentos procesados y el sedentarismo sobrepasan nuestra capacidad natural de eliminación de toxinas. Con el ayuno facilitamos el proceso de desintoxicación y depuración del organismo, y el mejor funcionamiento de los órganos encargados de estos procesos: el intestino, el hígado, el riñón, la piel y los pulmones.

Al ayunar, podemos expulsar las toxinas procedentes del exterior (químicos del ambiente, tóxicos de los alimentos, del hogar...) y las toxinas del interior del organismo, originadas por el proceso de asimilación, como la urea del metabolismo de las proteínas o los radicales libres de los procesos metabólicos de obtención de energía.

Al ayunar, una persona no gasta energía en el proceso de digestión y asimilación de nutrientes, y las células y los órganos encargados de estos procesos descansan. Esa energía se puede emplear en los procesos de eliminación y depuración de toxinas, células dañadas, fragmentos celulares, microtumores, tejidos enfermos y proteínas alteradas.

Durante el ayuno apenas se consumen proteínas. Al comienzo sí podrás emplear proteínas en la obtención de glucosa para el cerebro, hasta que tu organismo se adapte a la utilización de los cuerpos cetónicos como combustible, una fuente de energía alternativa y de gran eficacia que se obtiene a partir de las grasas.

Beneficios del ayuno

1. Reduce la inflamación de bajo grado.

2. Reduce el estrés oxidativo al disminuir la acumulación de radicales libres en las células.

3. Mejora la sensibilidad a la insulina y la eficiencia mitocondrial (la central energética de la célula), lo que retrasa el envejecimiento y la enfermedad.

4. Disminuye otros marcadores del síndrome metabólico.

5. Protege contra enfermedades neurodegenerativas.

6. Contribuye a gozar de un metabolismo fuerte y saludable.

7. Estimula la autofagia, un proceso mediante el cual las células reciclan materiales de desecho, evitan derroches y se reparan a sí mismas.

Mis trucos y experiencia sobre el ayuno

Existen ayunos de doce horas, de dieciséis, de veinticuatro... En mi caso hago, unos cinco días a la semana, un ayuno de doce horas, y dos días hago uno de dieciséis horas, siempre sin forzar y cuando me apetece. Normalmente es un día que he comido mucho y entonces no ceno, o un día que tengo alguna actividad durante la mañana fuera de casa y no me llevo el desayuno.

En todo caso, siempre es importante contar con la ayuda de un profesional, ya que hay casos en los que puede que no sea beneficioso hacer ayunos largos, si tenemos, por ejemplo, un bajo peso o dependiendo de las rutinas de cada persona.

Algunos días también hago un buen desayuno o *brunch* y no como nada hasta la cena; entonces es el momento de priorizar alimentos que me aporten energía a largo plazo y me sacien bien, como por ejemplo los huevos, el aguacate o el *ghee*.

En mi caso, lo que sí tomo en las horas de ayuno es agua, infusiones, caldo de huesos, caldo de verduras... También se puede tomar café solo, ya que no rompe el ayuno.

El orden de los alimentos

¿Te has planteado alguna vez si el orden afecta al resultado? En el caso de la digestión, ¡sí! El orden en que se consumen los alimentos puede influir en la digestión y la absorción de nutrientes. Comer en un orden que favorezca la digestión puede ayudar a prevenir problemas digestivos como la hinchazón, la acidez y la indigestión. Cuando lo descubrí pensé que tenía mucho sentido y en mi siguiente comida automáticamente cambié el orden en que los ingería.

Empezar con alimentos crudos y fibrosos y/o sopas y cremas:

→ **Vegetales y frutas:** comenzar la comida con una ensalada o frutas frescas estimula la producción de enzimas digestivas y prepara el sistema digestivo para el resto de la comida. Los alimentos crudos son ricos en enzimas y fibra, ayudan a la motilidad intestinal y a mejorar la digestión. También son el grupo de alimentos que tardan menos en digerirse. Fíjate que estamos hablando de las frutas, lo que muchas veces comemos en el postre, así que prueba a incorporar la fruta que te comerías de postre en la ensalada; puedes preparar, por ejemplo, una ensalada con papaya (que contiene la enzima papaína, que también te ayudará en la digestión), o poner una mandarina, unos arándanos o unos trozos de piña (que contiene otra enzima digestiva, la bromelina). En este punto también entrarían los caldos, o cremas de verduras muy suaves, ya que los «líquidos» también se digieren rápido. Recuerda, por eso, ponerles algún tropezón.

Seguir con proteínas y verduras cocidas:

→ **Proteínas:** después de los alimentos crudos, se recomienda consumir proteínas como carne, pescado, huevos o legumbres. Las proteínas requieren más tiempo y energía para ser digeridas, y es beneficioso tener el estómago listo con enzimas digestivas activadas por los alimentos crudos.

→ **Verduras cocidas:** es importante acompañar las proteínas con verduras cocidas, que son más fáciles de digerir que las crudas y ayudan a la digestión de las proteínas. Por ejemplo, puedes acompañar el pescado al horno con calabacín a la plancha o con un salteado de nabo y chirivía.

Seguir con los carbohidratos complejos (opcional, no tienes por qué añadirlos en todas tus comidas):

→ **Granos y tubérculos:** los carbohidratos complejos, como arroz integral, quinoa, trigo sarraceno, patatas y boniatos, deben seguir a las proteínas y las verduras. Estos alimentos proporcionan energía sostenida y fibra, que ayudan a la digestión y a la regulación del azúcar en la sangre.

¿Y de postre? ¿Y qué hacemos con las grasas?

→ **Grasas saludables:** las grasas saludables, como el aguacate, los frutos secos y las semillas, pueden ser consumidas al final de la comida. Las grasas ralentizan el vaciamiento gástrico, es lo que más tiempo tarda en digerirse. De todos modos, sí se podría poner aceite de oliva o aguacate en la ensalada.

→ **Postres:** ya hemos visto que es complicado encontrar un postre apto. Si nos sienta bien, podríamos tomar algunos frutos secos o un poco de yogur, por ejemplo, pero dependerá mucho de cómo esté el sistema digestivo de la persona.

Máximo tres comidas al día

Yo antes era de las que comían cinco veces al día, pero si todo el día estamos «ensuciando», nuestro cuerpo no es capaz de limpiar; si no dejamos descansar a nuestro sistema digestivo, no se puede activar el «camión de la basura».

El complejo motor migratorio (CMM) es un patrón de actividad eléctrica en el tracto gastrointestinal durante los periodos de ayuno que juega un papel crucial en la limpieza y el mantenimiento del intestino delgado. Consiste en fases repetitivas de contracciones que barren el contenido residual del intestino. Su principal función es limpiar el intestino delgado de restos de alimentos, bacterias y secreciones, preparándolo para la siguiente ingesta de alimentos. El CMM se activa durante los periodos de ayuno, generalmente entre dos y tres horas después de la última comida. Comer con demasiada frecuencia interrumpe estos ciclos de limpieza, mientras que limitarse a tres comidas principales permite que el CMM se active de manera eficiente entre las comidas.

Una activación regular del CMM ayuda a limpiar el intestino delgado de restos de alimentos y bacterias, reduciendo el riesgo de sobrecrecimiento bacteriano y problemas digestivos como hinchazón y malestar. Además, periodos de ayuno adecuados permiten que el sistema digestivo descanse y se recupere, mejorando la eficiencia metabólica y la digestión en general.

La regla del 80 % (come hasta sentirte un 80 % llena)

Me encantan muchos conceptos de la cultura japonesa, y uno de ellos es *Hara Hachi Bu*, un principio de alimentación que proviene de Okinawa, Japón, una región famosa por la longevidad de sus habitantes. Esta práctica promueve comer solo hasta estar aproximadamente un 80 % lleno, en lugar de comer hasta sentirse completamente saciado. Muchas veces pensamos que estamos en un bufé libre, que comemos hasta reventar y vamos a «pagar lo mismo». Es un gran error. Actualmente tenemos alimentos disponibles las veinticuatro horas del día, por lo que no nos hace falta comer sin hambre o llenarnos al 100 % por si luego no encontramos alimento.

Al no sobrecargar el sistema digestivo con grandes cantidades de comida, la digestión se vuelve más eficiente, reduciendo el riesgo de indigestión y otros problemas digestivos. Esto llevará a que nuestro cuerpo necesite destinar menos energía para realizar la digestión y, por lo tanto, tenga más energía para realizar otras tareas.

¿Cómo ponerlo en práctica?

- Aprender a reconocer las señales de saciedad y dejar de comer antes de sentirse completamente lleno.

- Tomarse el tiempo para masticar bien y disfrutar de la comida, lo que permite que el cerebro registre la saciedad de manera más efectiva. Nuestro cerebro tarda unos veinte minutos en asimilar que está saciado; es por eso por lo que es importante comer tranquilamente y prestando atención a las señales de nuestro cuerpo.

- Servir porciones más pequeñas y evitar repetir plato. Yo muchas veces me hago platos únicos; es una forma de preparar la comida muy equilibrada y con unas raciones acordes a lo que voy a comer. Además, como veo toda la cantidad de comida desde el inicio, ya voy viendo cómo de saciada voy.

- Practicar la alimentación consciente, prestando atención a cada bocado y evitando distracciones como la televisión o el uso del teléfono durante las comidas. Este punto marcó un antes y un después en mis comidas, ya que yo antes era de las de comer delante del ordenador o mirando alguna pantalla; ahora intento que mis comidas sean 100 % sin pantallas, quizá escuchando algún pódcast o hablando tranquilamente con alguien si no como sola.

Empieza el día con un desayuno salado

Muchas veces el desayuno es la primera comida del día. Digo muchas veces porque puede ser que algunos días la comida del mediodía sea la primera. Lo de que tenemos que desayunar justo después de levantarnos, o que si no desayunamos nos vamos a marear o no podemos hacer ejercicio en ayunas..., todo esto son mitos, y la verdad es que la mayoría de los cuerpos están diseñados para funcionar unas cuantas hora sin haber comido.

Después de esta aclaración, sí que vamos a hablar del desayuno, una comida que hacemos cuando nuestro cuerpo lleva muchas horas sin comida; por lo tanto, va a absorber mucho más lo que le demos. Por eso, ya te puedes imaginar que tomarte un café con leche de vaca y azúcar no sería la mejor opción con el estómago vacío, igual que la bollería, los cereales procesados llenos de azúcar, las mermeladas, el pan blanco, los zumos de frutas, etcétera.

Lo mejor que puedes hacer para desayunar es, en primer lugar, escoger una combinación salada, e idealmente debería tener una porción de proteína y una de grasa. De esta forma nos ahorraremos algunos baches de energía durante el día.

Beneficios de los desayunos salados

- Los desayunos salados, que incluyen proteínas y grasas saludables, ayudan a mantener estables los niveles de azúcar en sangre. Esto previene los picos y caídas que suelen ocurrir después de consumir alimentos azucarados, proporcionando una liberación de energía más sostenida.

- Como ya sabemos, los alimentos ricos en proteínas y grasas saludables son más saciantes que los carbohidratos simples. Esto ayuda a reducir el hambre y el deseo de picar entre comidas, manteniendo una sensación de plenitud por más tiempo. De esta forma podremos esperar cuatro o cinco horas hasta la siguiente comida sin tener que picar y dejando descansar nuestro sistema digestivo.

- Las proteínas y grasas saludables son esenciales para la función cerebral. Un desayuno salado te ayudará a mejorar la concentración, la memoria y el rendimiento cognitivo a lo largo del día. Te irá genial en los momentos de estudio o de trabajo que requieren de concentración mental.

Lo que te puede ayudar con tus desayunos es hacer una planificación el fin de semana antes de ir a hacer la compra; de esta forma no tendrás tentaciones dulces y te será más fácil implementarlo.

Una idea sería hacer tres columnas:

→ **Proteína:** pavo, pollo, jamón ibérico, huevos, boquerones, anchoas, queso de cabra, queso de oveja.

→ **Grasas:** aguacate, olivada, *tahin,* crema de almendra, crema de avellana...

→ **Hidratos:** pan de sarraceno, pan teff, crepes de sarraceno, pan de yuca, tostadas de sarraceno, tostadas de castaña, pan *naan* de coco, fruta, boniato.

→ **Verdura:** opcional; si puedes incluirla, mejor.

Ahora te toca jugar y hacer tus combinaciones.

PUNTOS CLAVE DEL CAPÍTULO

1. La digestión empieza en la boca, donde se segregan las primeras enzimas digestivas, por lo que es básico masticar bien.

2. Algunos trucos para tener buenas digestiones:

   → Tomar una cucharadita de vinagre de manzana mezclado con agua.

   → Tomar un poquito de *umeboshi.*

   → Incluir algún fermentado en las comidas.

   → No beber demasiados líquidos durante las comidas.

   → No tomar fruta de postre.

   → No tomar infusiones justo después de comer.

   → Masticar bien.

   → Poner tropezones en las cremas y los purés.

   → Hacer un ayuno de mínimo doce horas y dejar cuatro o cinco horas entre comidas para que se pueda activar el complejo motor migratorio.

   → Hacer máximo tres comidas por día.

   → Quedarse un 80 % llena.

   → Empezar el día con un desayuno salado.

QUINTA PARTE

La rutina antiinflamatoria

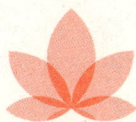

13

RUTINA DE MAÑANA

Bienvenida a una nueva etapa de tu viaje hacia una vida llena de energía y vitalidad. Estamos llegando al final y quiero que pruebes todo lo aprendido un mínimo de quince días, y estoy segura de que como mínimo notarás un 10 % más de energía en tu día a día. En este capítulo te presento un plan de acción detallado que incluye rutinas específicas para la mañana, diseñadas para ayudarte a combatir la fatiga y ganar energía siguiendo un estilo de vida antiinflamatorio. Es mi estilo de vida, el que a mí me ha funcionado, pero estoy segura de que como mínimo puedes aplicar en tu caso el 85 % de estos hábitos. Este enfoque no solo mejorará tu bienestar físico, sino que también promoverá tu salud mental y emocional; ya verás cómo cambiará la forma en la que te levantas, y vivirás la vida de otra manera.

Como hemos visto en el capítulo 4, «El clic para el cambio», las rutinas diarias son más que simples hábitos; son la estructura sobre la cual podemos construir una vida más equilibrada y energizante. La ciencia ha demostrado que seguir rutinas consistentes puede mejorar significativamente nuestra salud y bienestar. Al incorporar estas prácticas antiinflamatorias y saludables en nuestras rutinas diarias, podemos reducir la inflamación crónica de bajo grado, un factor clave que contribuye a la fatiga y a diversas enfermedades, como hemos visto.

Adoptar estas rutinas requiere de tiempo y esfuerzo, pero los beneficios a largo plazo son inmensos. Este es el momento para que comiences una nueva etapa de tu vida. Sigue estas rutinas de mañana y noche, y verás cómo, día a día, tu energía aumenta y tu bienestar mejora. Recuerda, cada pequeño cambio cuenta, y con constancia y determinación lograrás sentirte más viva y enérgica que nunca. ¡Vamos a empezar este viaje juntas!

Comenzar el día con una rutina bien estructurada es fundamental para mantener altos niveles de energía y bienestar a lo largo de la jornada. A continuación, te presento mi rutina matutina, diseñada para aprovechar los beneficios de un estilo de vida antiinflamatorio y establecer un tono positivo para el resto del día.

Hora de levantarse

Es importante levantarse casi siempre a la misma hora, incluso el fin de semana. Yo lo hago alrededor de las siete de la mañana, casi siempre sin necesidad de un despertador. Mantener una hora de despertar constante, incluso los fines de semana, ayuda a regular el ritmo circadiano y mejora la calidad del sueño. En verano quizá es más sobre las seis y media y en invierno más hacia las siete y media, pero la verdad es que no varío mucho de estas horas.

Oil pulling + raspado lingual

Mi primera actividad del día es el *oil pulling*, una técnica ayurvédica que consiste en enjuagarse la boca con aceite (como el de coco) para desintoxicar y mejorar la salud bucal. Luego, realizo el raspado lingual para eliminar toxinas acumuladas en la lengua durante la noche. Si no conoces estos dos métodos, a continuación te cuento por qué hace ya años que forman parte de mi rutina. ¿Y qué tiene que ver con ganar energía? Pues más de lo que te imaginas, ya que conseguimos eliminar bacterias que en un futuro pueden dañar nuestro intestino.

Beneficios del *oil pulling*

Existen varios preparados especialmente pensados para hacer el *oil pulling*, pero también puedes hacerlo con aceite de coco y una gota de aceite esencial de árbol de té, de clavo o de menta. También es una práctica ayurvédica, que se lleva haciendo miles de años. Es tan fácil como enjuagarse la boca durante cinco a veinte minutos con el aceite de coco. Tranquila, no tienes que estar quieta todo este tiempo: yo aprovecho para subir persianas, quitar ropa tendida, hacer la cama, ver los primeros rayos de sol desde la terraza...

El *oil pulling* ayuda a reducir la acumulación de placa dental, disminuyendo así el riesgo de caries y enfermedades de las encías. Con el tiempo, puede ayudar a eliminar manchas superficiales de los dientes, dando lugar a una apariencia más blanca y brillante.

Los aceites utilizados en el *oil pulling* tienen propiedades antiinflamatorias que pueden contribuir a reducir la inflamación de las encías y mejorar su salud.

¿Cómo hacerlo correctamente?

- Coge aproximadamente una cucharada de aceite y añade una gota del aceite esencial que hayas elegido.

- Enjuágate la boca con el aceite entre cinco y veinte minutos, asegurándote de moverlo por toda la boca, entre los dientes y alrededor de las encías.

- ¡Muy importante! No debes tragártelo, ya que contiene toxinas y bacterias.

- Después de enjuagarte, escupe el aceite en la basura o en un pañuelo (no en el fregadero, ya que puede obstruir las tuberías).

- Por último, pásate el raspador lingual, enjuágate la boca con agua y cepíllate los dientes como de costumbre.

Beneficios del raspado lingual

La lengua puede contener numerosas bacterias que contribuyen a la formación de placa y caries. El raspado regular de la lengua ayuda a reducir estas bacterias, mejorando la salud oral en general.

Según la medicina ayurvédica, el raspado lingual estimula los órganos internos a través de reflejos en la lengua, mejorando la digestión y eliminando las toxinas del sistema digestivo.

La reducción de bacterias en la lengua ayuda a prevenir enfermedades periodontales, como la gingivitis y la periodontitis.

Si no sabes muy bien cómo hacerlo, puedes mirar un vídeo por internet, pero ya te digo que después de hacerlo la primera vez y ver lo que sale de allí, no te olvidarás ningún día del raspado.

Lavarse la cara

Una vez que tengo la boca limpia, me lavo la cara con agua fría y haciendo un ligero masaje para ayudar a la circulación. Si me tuviera que duchar, lo haría en este momento, pero normalmente prefiero ducharme por la noche; me relaja más y me sienta mejor, pero esto depende de la persona. Como la mayoría de los días no me ducho por la mañana, lo que hago es lavarme la cara con un limpiador jabonoso ecológico, delicado con mi piel, que seco con una toalla de algodón orgánico dando pequeños toquecitos, nunca arrastrando.

Beber agua de mar

Cuando me dirijo a la cocina, lo que para muchas personas ya sería el momento de ir a desayunar, para mí no lo es, pues no me apetece, no tengo hambre y además así dejo pasar algunas horas más para que mi sistema digestivo descanse. Lo que sí hago es hidratarme, pero no de cualquier forma. Este es el momento en que incluyo el agua de mar en mi día a día. Me pongo un vaso con agua alcalina filtrada por mi jarra y añado treinta mililitros de agua de mar. Si es en verano, me lo llevo a la terraza y me lo tomo tranquilamente mientras veo los primeros rayos de sol. Se recomienda mantener el agua unos segundos en la boca y luego tragar.

El agua de mar es rica en minerales como magnesio, calcio y potasio. Retenerla en la boca permite que algunos de estos minerales sean absorbidos directamente a través de la mucosa oral, lo que contribuye a la salud dental y general. Además, contiene sales y minerales con propiedades antibacterianas que ayudan a reducir la cantidad de bacterias en la boca, lo que puede prevenir infecciones y enfermedades periodontales. En capítulos anteriores ya te he explicado los beneficios que tiene para nuestro organismo en general.

Primeros rayos de sol
y una hora sin móvil

Este punto ha sido muy importante para mí desde el momento en que he conseguido integrarlo; te diría que me afecta el resto del día. Ver los primeros rayos de sol por la mañana y evitar mirar el móvil hasta una hora después de levantarme son prácticas que pueden tener numerosos beneficios para la salud física y mental.

La exposición a la luz natural temprano en la mañana ayuda a regular el ritmo circadiano, el reloj biológico interno que controla los ciclos de sueño y vigilia.

La exposición a la luz solar matutina ayuda a suprimir la producción de melatonina durante el día, lo que facilita su liberación por la noche y mejora la calidad del sueño.

La luz solar incrementa la producción de serotonina, un neurotransmisor que mejora el estado de ánimo y ayuda a prevenir la depresión. Para mí marca un punto de partida en mi día de felicidad; luego ya sabemos que algunos días se tuercen, pero empezar bien es el primer paso. La exposición a la luz natural también reduce los niveles de cortisol, la hormona del estrés.

Y, evidentemente, la luz solar actúa como un estímulo natural que ayuda a aumentar la alerta y la energía al comienzo del día. Además, la exposición al sol facilita la producción de vitamina D en la piel, que es crucial para la salud ósea, el sistema inmunitario y la función muscular.

Esto sería todo lo que nos aportan de bueno los primeros rayos de luz de la mañana. Ahora veamos qué nos aporta no mirar el teléfono al menos la primera hora.

Evitar el móvil por la mañana ayuda a comenzar el día sin la presión de correos electrónicos, mensajes y notificaciones, reduciendo así el estrés y la ansiedad.

Este tiempo libre de distracciones lo utilizo para organizar y establecer prioridades para el día, mejorando la productividad. Puedes, por ejemplo, hacer diez minutos de *journaling* para planear tus objetivos del día.

Al no sobrecargarme con información desde el primer momento, tengo una mente más clara y enfocada.

Es ideal tener tiempo para actividades calmantes y significativas, como la meditación o la lectura, para así contribuir a una mejor salud mental. Estoy segura de que si enciendes el móvil a primera hora de la mañana te quedas enganchada a él al menos quince minutos. Aprovecha este tiempo para leer, escribir, pintar o meditar.

Y por si aún no tienes suficientes argumentos, evitar el móvil reduce la exposición a la luz azul de las pantallas, que puede interferir con la producción de melatonina y la calidad del sueño.

Diez minutos de movilidad

Este punto tiene mucho sentido para todas, pero más para las que sufrimos una enfermedad reumática como es la artritis reumatoide, que nos provoca una gran rigidez articular a primera hora de la mañana. Cuesta, no te mentiré, pero lo cierto es que luego lo agradeces y te encuentras mucho mejor. No hace falta que te pongas ninguna ropa especial ni nada;

yo lo hago en pijama, descalza o encima de una alfombra en invierno. Se trata de estiramientos y ejercicios de movilidad; no hace falta ver ningún vídeo, escucha a tu cuerpo y enseguida notarás qué movimientos te pide: cuello, brazos, piernas, cintura, cadera, muñecas, tobillos, pequeñas rotaciones sin forzar para calentar el cuerpo para el día y mover la energía estancada durante la noche. Si eres más atrevida, puedes hacer diez minutos de yoga o de taichí.

Trabajar, andar o ir al gimnasio

Después de estas actividades me visto dependiendo de cuál vaya a ser mi siguiente actividad. Normalmente tengo tres alternativas: si tengo alguna reunión, me visto de trabajo y me desplazo al sitio, y si tengo tiempo, me visto para ir a andar o me preparo para ir al gimnasio.

Y esta es mi rutina mañanera. Como ves no es tanto tiempo.

- Diez minutos de baño
- Diez minutos de agua de mar y sol
- Diez minutos de leer o meditar
- Diez minutos de movilidad

En total, 40 minutos. ¿Cómo lo ves? Si crees que es demasiado, puedes empezar haciéndolo lunes, miércoles y viernes, por ejemplo, y poco a poco verás que tu cuerpo te lo pedirá y te despertarás sola para hacerlo.

Y esta es mi rutina diaria no solo los días laborables, sino también los fines de semana y en vacaciones. Desde la regulación del ritmo circadiano hasta la mejora de la salud bucal y la promoción de la claridad mental, estos hábitos matutinos me han ayudado a optimizar mi energía y estado de ánimo. Ya verás que implementar estos pasos puede parecer un desafío al principio, pero con constancia se convierten en una parte natural del día, aportando beneficios duraderos para tener siempre energía.

PUNTOS CLAVE DEL CAPÍTULO

1. Levantarse alrededor de las siete de la mañana todos los días para regular el ritmo circadiano.

2. Enjuague con aceite de coco y aceites esenciales (de cinco a veinte minutos) para mejorar la salud bucal y reducir inflamaciones, y raspado lingual para eliminar toxinas y bacterias de la lengua.

3. Lavarse la cara con agua fría.

4. Vaso de agua filtrada con treinta mililitros de agua de mar para obtener minerales y propiedades antibacterianas.

5. Exposición a los primeros rayos de sol y evitar el móvil.

6. Estiramientos y ejercicios de movilidad para reducir la rigidez articular.

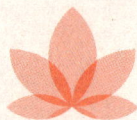

14

RUTINA DE NOCHE

Después de ver la rutina de día, vamos ahora con la de noche, igual de importante para preparar bien nuestro cuerpo para dormir y repararse. Este capítulo presenta una serie de hábitos diseñados para ayudarte a desconectar del ajetreo diario y preparar tu cuerpo y mente para un descanso óptimo. Desde apagar el teléfono a las ocho hasta asegurar una buena temperatura en la habitación, cada paso está pensado para mejorar tu calidad del sueño y, en consecuencia, tu bienestar general.

Te animo de nuevo a ponerlo en práctica y a que no solo quede en una página de un libro que un día leíste. Puedes empezar por ponerlo en práctica de lunes a jueves primero y ver los cambios que se producen en tu cuerpo. Ya verás como poco a poco tendrás más ganas de seguir estos hábitos todos los días, fines de semana y vacaciones incluidos.

Apagar el teléfono a las ocho

¿Tú también te metes a la cama con el teléfono haciendo *scroll* infinito para que te llegue el sueño? Esto puede estar afectándote a la hora de tener un sueño reparador, aunque no lo creas. Desconectar de las pantallas dos horas antes de acostarse ayuda a reducir la exposición a la luz azul; ya hemos visto que este tipo de luz interfiere con la producción de melatonina y la calidad del sueño.

Además, puede ser que nos llegue algún mensaje de trabajo, un wasap de algún amigo o familiar que nos preocupe, o que veamos alguna noticia desagradable. Toda esta información queda almacenada en nuestro cerebro. Lo mismo pasa con la televisión, aunque para mí sería más grave el móvil; por eso, intenta apagar el teléfono antes de cenar, para tener una comida tranquila y relajada. Nosotros como mucho vemos la tele la media hora de la cena y luego ya la apagamos, a excepción de algún día puntual, el fin de semana, que nos apetezca ver algo en concreto.

Terminar de cenar a las nueve y media (si es antes, mejor)

Este punto lo tengo muy comprobado. Los días que he cenado tarde o, peor, tarde y mucho, me ha costado más conciliar el sueño. Seguro que te suena la sensación de estar cayéndote de sueño, pero al mismo tiempo saber que no te puedes acostar porque aún no has digerido la cena.

Cenar al menos dos horas antes de dormir permite una mejor digestión y previene el reflujo ácido. También ayuda a mantener un ritmo circadiano saludable, y más si conseguimos que la última comida del día sea aún con luz natural. En algunos casos, prefiero no cenar y hacer ayuno para levantarme a la mañana siguiente y desayunar como una reina. Si algún día puntual tengo que cenar muy tarde, opto por una crema de verduras con un huevo duro rallado, por ejemplo, siempre todo cocinado, nada crudo, y de fácil digestión, evitando la carne, una gran una cantidad de grasa o alimentos que provoquen picos de glucosa que incluso pueden activarnos.

Cuando termino de cenar intento no tumbarme enseguida en el sofá. Paso unos quince minutos haciendo cositas de pie, como recoger la casa, prepararme la ropa del día siguiente, poner el lavavajillas, para, de esta forma, ayudar también a hacer la digestión. En verano incluso algunos días hemos salido a dar un pequeño paseo.

Infusión sobre las diez y media

Sobre todo en invierno me reconforta tomarme una infusión relajante, eso sí, con poca agua, ya que si no puede que las ganas de hacer pipí me despierten en medio de la noche y rompan mi sueño.

¿Sabías que tenemos una hormona que nos ayuda a no tener ganas de orinar por la noche? La hormona antidiurética (ADH), también conocida como vasopresina, juega un papel crucial en la regulación del equilibrio de líquidos en el cuerpo. Su función principal es conservar el agua corporal al reducir la cantidad de orina producida por los riñones. Los niveles de ADH aumentan durante la noche, lo que reduce la producción de orina. Esto es una adaptación fisiológica para permitir un sueño ininterrumpido sin la necesidad de levantarse para orinar.

Así que beber una infusión relajante de manzanilla, tila, pasiflora o vale-riana antes de dormir nos puede ayudar a calmar el sistema nervioso y preparar el cuerpo para el descanso. Verás que hay también mezclas de varias plantas con sabores increíbles que te pueden ayudar. Eso sí, inten-ta que las infusiones que compras sean ecológicas y a granel (sin bolsi-ta), es mucho mejor ponerlas en un filtro de acero inoxidable y en agua caliente de calidad. También es una forma de avisar a nuestro cuerpo de que después de la infusión vendrán ir a la cama y dormir.

Diario de agradecimiento

Normalmente, mientras espero a que esté lista la infusión y se enfríe un poquito, aprovecho para escribir diez minutos en mi diario de agradeci-miento. Escribir en un diario de agradecimiento puede mejorar tu estado de ánimo, reducir el estrés y promover una actitud positiva, además de ayudar a que te centres en aspectos positivos del día antes de dormir. Eso hará que te acuestes con un buen sabor de boca. O si, por el contrario, hay algo que te preocupa, también te puede venir bien dejarlo por escrito; de esta forma es como si te lo quitaras de la cabeza.

Gotas de lavanda en la almohada

El primer aceite esencial que entró en casa fue el de lavanda, y cuando descubrí que podía poner unas gotitas en la almohada antes de dormir, la verdad es que fue un placer. La lavanda tiene propiedades calmantes y puede ayudar a inducir el sueño y a promover la relajación. Además, si a media noche te despiertas por algún ruido o por insomnio, si respiras buscando el olor a lavanda lo encontrarás rápidamente y te ayudará de nuevo a dormir. Cuando compres un aceite esencial, asegúrate también de que sea de producción ecológica.

Luz cálida y tenue

Cuando vivía en casa de mis padres, algunas veces me quejaba de poca luz en la cocina o el comedor, pero ahora hago lo mismo… A partir del momento en que nos ponemos a hacer la cena, intento que tanto las luces de la cocina como las del comedor o las de las habitaciones sean cálidas y tenues. Incluso en la cocina, que tiene fluorescentes blancos, he puesto una lamparita de luz cálida que nos da la suficiente luz para poder preparar la cena sin activarnos. Mantener una iluminación suave y baja por la noche ayuda a señalar al cuerpo que es hora de relajarse y prepararse para dormir; además, facilita la producción de melatonina. Si te animas, puedes intentar cenar a la luz de unas velas, por ejemplo, puede ser divertido y al mismo tiempo relajante.

Lectura

No es ninguna obligación, pero sí es una recomendación para no caer en tentaciones de televisión o teléfono. Tener un libro al lado de la cama te incita a leer antes de ir a dormir. Leer antes de dormir, preferiblemente algo relajante, te ayudará a desconectar de las preocupaciones del día y a preparar la mente para el sueño. Es importante evitar un contenido que sea demasiado estimulante. Por ejemplo, yo soy de las que leen varios libros a la vez: una novela, uno de temas de salud o crecimiento personal y otro más de *marketing* o de empresa. Para este momento, siempre elijo una novela tranquilita. No hace falta estar una hora leyendo; quizá con diez o quince minutos tengas suficiente para relajarte. Muchas veces digo: «Venga, que termino el capítulo», pero antes me entra tanto sueño que lo cierro y me duermo.

El contacto con otro ser

Siempre digo que Lluna, nuestra gatita, nos cambió la vida, y es que hace que siempre te sientas acompañada, con un amor incondicional indescriptible, y sí, también es un buen remedio antes de ir a dormir. Además, los gatos son unos animales muy meditativos; tenemos que aprender grandes cosas de ellos. ¿Y qué pasa si no tienes mascota o vives sola? No pasa nada, hemos visto muchas más herramientas que nos pueden ayudar a tener un sueño reparador.

Pasar tiempo con una mascota o un ser querido nos proporciona una sensación de calma y bienestar, reduciendo el estrés y promoviendo un estado de ánimo positivo antes de dormir. Muchas veces, en cuanto me siento en el sofá en modo relax (sin televisión y sin teléfono), ella sube y yo solo la acaricio sin hacer nada más. Recuerda que es importante intentar estar en el presente y tener nuestra atención focalizada en una sola cosa, en este caso acariciar a mi gata; esto hace que nuestro cerebro se calme mucho más que si estoy acariciándola mientras veo la tele y contesto un wasap de trabajo o estoy haciendo *scroll* en Instagram.

Además, hay otro beneficio extra de tener peludos en casa: las mascotas, especialmente perros y gatos, traen consigo una variedad de microorganismos del ambiente exterior a nuestros hogares. Esta exposición ayuda a aumentar la diversidad microbiana en nuestro entorno y, por ende, en nuestra microbiota.

La exposición temprana a mascotas se ha asociado con una menor incidencia de enfermedades alérgicas y asma en niños, posiblemente debido a la modulación del sistema inmunitario y la microbiota desde una edad temprana.

La convivencia con mascotas reduce los niveles de cortisol, la hormona del estrés, y además nos ayuda a liberar oxitocina, una hormona que promueve sentimientos de felicidad y conexión, lo cual también puede mejorar la respuesta inmunitaria.

Antifaz + tapones

Este punto va a depender mucho de la persona y del entorno en el que viva. Para mí sería ideal y mejor para nuestro cuerpo poder dormir sin nada, pero ¿qué es peor: intentar dormir sin nada y a las dos horas despertarte por un ruido o muy temprano por la luz, o ponerte los tapones en los días en que hay ruido y el antifaz en las épocas en que sale el sol antes para así dormir mejor? Un sueño reparador es fundamental, así que son dos herramientas que tengo y que utilizo cuando veo que con ellas voy a dormir mejor y que mi cuerpo lo agradecerá.

Un antifaz de buena calidad —en mi caso lo utilizo de seda, también para cuidar la piel de alrededor de los ojos, que es muy sensible— puede bloquear completamente la luz, creando un entorno oscuro que es esencial para la producción de melatonina, la hormona que regula el sueño.

Los tapones para los oídos pueden bloquear o reducir significativamente los ruidos ambientales, como los del tráfico, los ronquidos o ruidos de vecinos, creando un entorno más tranquilo y propicio para el sueño. Al reducir los ruidos molestos, los tapones ayudan a minimizar los despertares nocturnos, permitiendo un sueño más ininterrumpido. La reducción del ruido ambiental facilita la transición hacia las fases más profundas del sueño, lo cual es esencial para la recuperación física y mental.

Buena temperatura

¿Verdad que en las noches de verano bochornosas te cuesta más conciliar el sueño? Pues la temperatura tiene que ser ideal durante todo el año. A mí me va mejor pasar un poco de frío que de calor. Mantener una temperatura adecuada en la habitación (generalmente entre 16-22 °C) ayuda a crear un entorno cómodo para dormir, favoreciendo el descanso y la calidad del sueño.

Una temperatura fresca ayuda al cuerpo a bajar su temperatura interna, lo que es necesario para alcanzar las fases más profundas del sueño, como el sueño de ondas lentas (sueño profundo).

Algunos trucos:

- Usar sábanas y ropa de cama de materiales transpirables, como el algodón o el lino, que permiten una mejor regulación de la temperatura corporal.

- Optar por pijamas ligeros y transpirables para evitar el sobrecalentamiento; incluso puede ser muy buena opción para nuestro organismo dormir desnudos.

- Siempre que sea posible, abrir ventanas para permitir la circulación de aire fresco, especialmente durante las noches más frescas.

¿Qué te han parecido? Yo creo que no son muy complicados y que puedes empezar a aplicarlos hoy mismo. Recuerda, la clave está en la constancia y en encontrar lo que mejor funciona para ti. Al implementar estos hábitos, no solo mejorarás tu sueño, sino también tu salud física y mental, y, evidentemente, tus niveles de energía subirán.

PUNTOS CLAVE DEL CAPÍTULO

1. Apagar el teléfono a las ocho nos ayuda a mejorar la producción de melatonina.

2. Cenar dos horas antes de dormir nos ayuda a una mejor digestión.

3. Las infusiones de hierbas calman el sistema nervioso; eso sí, prepáralas con poca agua.

4. El diario de agradecimiento nos ayuda a reducir el estrés y promueve una actitud positiva.

5. Unas gotas de lavanda en la almohada promueven la relajación y facilitan el sueño.

6. La luz cálida y tenue señala al cuerpo que es hora de dormir y favorece la melatonina.

7. La lectura ayuda a la desconexión y a relajarse antes de dormir.

8. Estar con tu mascota reduce el estrés y mejora la microbiota.

9. Un antifaz y tapones siempre que sean necesarios facilitan un sueño profundo y sin interrupciones.

10. Una buena temperatura, entre 16 y 22 °C, favorece el descanso.

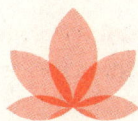

15

PLAN DE ACCIÓN DE QUINCE DÍAS

¿Preparada para empezar con el cambio de estilo de vida? A continuación, te voy a proponer un plan de alimentación para los próximos quince días. A este plan de alimentación le tienes que sumar el máximo de hábitos antiinflamatorios y energizantes que hemos visto a lo largo del libro. También te presentaré algunas herramientas para que tú misma puedas crear tus platos con tus preferencias.

¿Qué debe tener mi plato?

En el ajetreo de la vida moderna, a menudo nos encontramos tomando decisiones rápidas sobre qué comer, y es fácil dejarse llevar por opciones menos nutritivas. Sin embargo, para mantener una salud óptima y sentirnos bien, es crucial que cada comida esté bien balanceada. Pero ¿cómo lograr esto de manera simple y efectiva?

Este capítulo se centra en la creación de un plato equilibrado que no solo satisfaga el hambre, sino que también proporcione los nutrientes esenciales que nuestro cuerpo necesita para funcionar de manera óptima. Imaginemos nuestro plato ideal como una paleta de colores y texturas que combinan perfectamente para ofrecer una comida deliciosa y saludable.

→ **Verduras crudas y cocinadas (medio plato):** las verduras son el pilar de una dieta equilibrada. Al dedicar la mitad de nuestro plato a una variedad de verduras, tanto crudas como cocidas, estamos asegurándonos de obtener una amplia gama de vitaminas, minerales y fibra. Las verduras crudas aportan frescura y *crunchy*, mientras que las cocidas son más fáciles de digerir y ofrecen diferentes beneficios nutricionales. Lo ideal sería combinarlas. En este medio plato también puede entrar una cantidad de frutas, entre las que priorizaremos siempre las de bajo índice glucémico.

→ **Proteína de calidad (un cuarto del plato):** la proteína es fundamental para la reparación y el crecimiento de los tejidos, y para mantener un sistema inmunitario fuerte. Al reservar un cuarto de nuestro plato para fuentes de proteína de alta calidad, como carnes magras, pescados, huevos, legumbres o productos vegetales, estamos asegurando una nutrición adecuada y sustentando nuestra energía durante todo el día.

→ **Grasas saludables (un octavo del plato):** las grasas no son el enemigo; de hecho, son esenciales para la absorción de vitaminas y la salud del corazón. Al incluir grasas saludables, como aguacates, frutos secos, semillas o aceite de oliva, en una porción correcta, contribuimos a un equilibrio adecuado de nutrientes y a una mayor saciedad.

→ **Tubérculos o pseudocereales (un octavo del plato):** los tubérculos como las patatas y los boniatos, o los pseudocereales como la quinoa y el amaranto, ofrecen una fuente excelente de carbohidratos complejos que proporcionan energía sostenida. Incorporar estos alimentos en nuestra dieta ayuda a mantener un nivel de energía estable y proporciona una textura satisfactoria a nuestras comidas. Este octavo del plato no es imprescindible y se puede adaptar dependiendo del hambre que tengamos o de la actividad que vayamos a hacer después.

→ **Fermentados (opcional):** los alimentos fermentados, como el yogur, el kéfir o el chucrut, aportan probióticos que benefician la salud digestiva. Aunque no es obligatorio, añadir un pequeño componente fermentado puede mejorar la digestión y promover un microbioma intestinal saludable.

→ **Sal sin refinar, pimienta negra, hierbas aromáticas y especias antiinflamatorias.**

→ **Agua (opcional):** el agua sería la bebida principal siempre. Tal y como hemos comentado antes, si tenemos dificultades digestivas, mejor tomarla entre comidas que con las comidas.

Al final del día, construir un plato equilibrado es más que una simple cuestión de nutrición; es un acto de autocuidado que refleja nuestro compromiso con una vida saludable. Ya verás que en cuanto lleves quince días aplicando este método te sentirás con poder para hacer tus propias variaciones y mezclas, adaptándolas a tus gustos y necesidades personales, para poder disfrutar de comidas que no solo sean nutritivas, sino también deliciosas y satisfactorias.

A continuación, he preparado dos menús diferentes para dos semanas para que puedas ver cómo aplicar todo lo que hemos visto a nivel alimentario a lo largo de los capítulos. Solo utilizo la báscula de cocina cuando hago recetas dulces; por eso no verás nunca en mis menús cantidades, no tendría ningún sentido, se tiene que adaptar a las necesidades de cada persona. No va a necesitar la misma cantidad de proteína una mujer de sesenta kilos que un hombre de ochenta kilos que se quiere muscular.

Grasas saturadas
- Aceites: Aceite de oliva virgen extra y aceite de coco.
- Frutos secos y semillas: Almendras, nueces, avellanas (siempre tostados y/o remojados), semillas de chía, semillas de lino (trituradas e hidratadas)...
- Otros: Aguacate, aceitunas, crema de frutos secos naturales, ghee...

+ Fermentados
+ Sal/pimienta
+ Especias
+ Hierbas aromáticas
+ Bebida: agua (opcional, mejor tomarla fuera de las comidas)

Verdura
- Priorizar verduras de hoja verde, crucíferas y las amargas. Espinacas, kale, rúcula, canónigos, calabacín, endivias, brócoli, coliflor, rábanos...

Carbohidratos
- Mejor cocinados y enfriados para que tengan almidón resistente.
- Tubérculos: Patata, boniato, yuca, zanahoria, chirivía...
- Pseudocereales: Quinoa, amaranto, trigo sarraceno, mijo.
- Otros carbohidratos: Calabaza, remolacha, arroz, teff...

Frutas
- Priorizar la de bajo índice glucémico. Fresas, frambuesas, arándanos, moras, granada, aguacate, coco...

Proteínas
- Proteínas animales: Pollo, pavo, ternera, pescado blanco y azul, marisco, cefalópodos, huevos...
- Otras: Yogur/kéfir/queso de cabra o de oveja, lentejas rojas, tempeh de garbanzos...

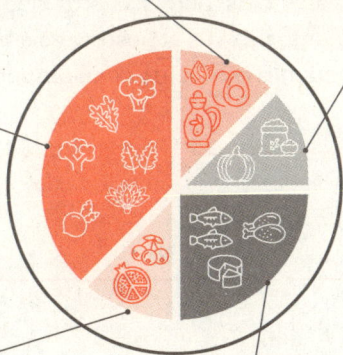

La proteína

Si me sigues en redes verás que soy muy pesada con la cantidad de proteína, y es que es muy frecuente que nos quedemos cortas, porque a menudo pensamos que con una ensalada y una tortilla de un huevo ya es suficiente.

¿Cómo calcular la cantidad de proteína que tengo que tomar al día?

Para determinar la cantidad adecuada de proteína que debe consumir una persona, se recomienda una ingesta de entre 1,2 y 2 gramos de proteína por kilogramo de peso corporal. En algunos casos, como en atletas o personas con mayores necesidades de recuperación, esta cantidad puede ser incluso superior.

Para ilustrar cómo calcular la ingesta diaria de proteína, veamos dos ejemplos:

PERSONA CON UN PESO DE 60 KILOS

- Ingesta baja (1,2 g/kg): 60 kg × 1,2 g = 72 g de proteína/día
- Ingesta alta (2 g/kg): 60 kg × 2g = 120 g proteína/día

PERSONA CON UN PESO DE 80 KILOS

- Ingesta baja (1,2 g/kg): 80 kg × 1,2g = 96 g de proteína/día
- Ingesta alta (2 g/kg): 80 kg × 2g = 160 g proteína/día

Muy bien, y ahora... ¿tengo que ir con la báscula todo el día? No hace falta. Quizá te va bien los primeros días, pero ya verás que es muy intuitivo y cuando compras los alimentos ya ves el peso. Si es carne o pescado con huesos y espinas, ten en cuenta que estos no contarían.

PECHUGA DE POLLO COCIDA

- PORCIÓN: 100 GRAMOS
- PROTEÍNA: 31 GRAMOS

SALMÓN COCIDO

- PORCIÓN: 100 GRAMOS
- PROTEÍNA: 22 GRAMOS

HUEVOS

- PORCIÓN: 1 HUEVO GRANDE
- PROTEÍNA: 6 GRAMOS

QUINOA (COCIDA)

- PORCIÓN: 1 TAZA (185 GRAMOS)
- PROTEÍNA: 8 GRAMOS

ALMENDRAS

- PORCIÓN: 28 GRAMOS (APROXIMADAMENTE 23 ALMENDRAS)
- PROTEÍNA: 6 GRAMOS

Menú semana 1

Lunes

→ **Desayuno:** pan de trigo sarraceno con anchoas, aguacate, rúcula y germinados. Bebida de coco con maca.

→ **Comida:** revuelto de espinacas y acelgas con pasas, piñones y *ghee*. Lenguado a la plancha con calabacín.

→ **Cena:** crema de zanahoria y jengibre, cúrcuma y AOVE. Conejo a la plancha con romero.

Martes

→ **Desayuno:** kéfir de almendras con copos de quinoa, granada y chocolate 90 %. Infusión de jengibre.

→ **Comida:** bol de trigo sarraceno con salmón, aguacate, aceitunas, escarola, rúcula y rábanos.

→ **Cena:** sopa de verduras (zanahoria, apio, nabo), sémola de tapioca y *kuzu* con AOVE. Dorada a la plancha.

Miércoles

→ **Desayuno:** tostadas de castaña con queso fresco de cabra, huevo duro y *tahin*.

→ **Comida:** barquillos de endivias con paté de sardinas y germinados de brócoli. Lomo de bacalao rebozado con harina de arroz.

→ **Cena:** caldo de huesos con jengibre, tomillo y romero. Sepia a la plancha con nabo y chirivía.

Jueves

→ **Desayuno:** *pancakes* de trigo sarraceno con jamón ibérico y aguacate. Cúrcuma *latte*.

→ **Comida:** arroz basmati salteado con pollo, calabacín, zanahoria y salsa de coco aminos. Acompañar de crema de verduras verdes.

→ **Cena:** tortilla de jamón ibérico y orégano con ensalada de rúcula. Rebanada de pan de sarraceno.

Viernes

→ **Desayuno:** pan de teff y semillas con pavo y aguacate. Infusión *rooibos*.

→ **Comida:** crema de calabaza con tostadas de sarraceno y tortilla de dos huevos con loncha de queso de cabra.

→ **Cena:** base de pizza de trigo sarraceno, tomate, calabacín, carne picada de pollo y queso de cabra. Acompañarla de ensalada.

Sábado

→ **Desayuno:** huevos revueltos sobre tostada de yuca y canónigos. Té matcha con bebida de almendra.

→ **Comida:** ensalada de manzana, aguacate, rúcula, chucrut, germinados de cilantro y aceitunas. Hamburguesa de ternera ecológica. Acompañar de una rebanada de pan de sarraceno.

→ **Cena:** gambas salteadas con espaguetis de calabacín. Caballa al horno.

Domingo

→ **Desayuno:** yogur de oveja con arándanos, nueces de macadamia y canela. Bebida de almendra con cacao 100 %.

→ **Comida:** crema de calabacín y colinabo con una cucharada de arroz basmati. Pollo al horno con limón y salvia.

→ **Cena:** *galette complète* con jamón ibérico, huevo y queso de oveja. Acompañar de una crema de verduras suave con *dukkah*.

Menú semana 2

Lunes

→ **Desayuno:** *porridge* con copos de trigo sarraceno con arándanos y nueces de macadamia. Té *matcha* con bebida de coco.

→ **Comida:** ensalada de rúcula, canónigos, pepino, rábanos, aceitunas, chucrut y dos higos (o alguna fruta de temporada). Papillote de bacalao al horno, calabacín, hinojo, zanahoria y puerro.

→ **Cena:** crema de boniato. Añade a la crema algún *cracker* de almendras o unos frutos secos. Huevos a la plancha con orégano.

Martes

→ **Desayuno:** kéfir de oveja con copos de trigo sarraceno crujientes, kiwi y chocolate 90 %. Infusión de té verde *kukicha* con jengibre y limón.

→ **Comida:** ensalada de arroz basmati con caballa, aguacate, aceitunas, escarola, rúcula y rábanos.

→ **Cena:** brócoli y coliflor hervidos con salsa de coco aminos. Rape rebozado con harina de almendra y frito en AOVE.

Miércoles

→ **Desayuno:** gofre de coco proteico con frutos rojos y *tahin*.

→ **Comida:** verduras salteadas (nabo, chirivía, puerro, zanahoria) con quinoa. Muslos de pollo a la cazuela con romero, tomillo y laurel.

→ **Cena:** caldo de huesos con jengibre, tomillo y romero. Sardinas a la plancha, ajo y perejil.

Jueves

→ **Desayuno:** pan de trigo sarraceno con pechuga de pollo y aguacate. Cúrcuma *latte* con bebida de coco.

→ **Comida:** arroz de coliflor con pavo y puré de calabaza con orégano, tomillo, salvia y albahaca fresca.

→ **Cena:** tortilla de boniato enfriado con ensalada de rúcula. Rebanada de pan de sarraceno.

Viernes

→ **Desayuno:** tostadas de trigo sarraceno con huevo poché y queso de cabra. Infusión *rooibos*.

→ **Comida:** piña con jamón ibérico. Pechuga de pavo a la plancha con espárragos verdes salteados y zanahoria.

→ **Cena:** *vichyssoise* con leche de coco. Lubina a la plancha con tomillo, orégano y una gotas de limón.

Sábado

→ **Desayuno:** kéfir de coco con algarroba, semillas de chía y calabaza molidas. Infusión de jengibre y limón.

→ **Comida:** gazpacho de zanahoria y remolacha. Calamar a la plancha con mejillones.

→ **Cena:** *muffins* de verduras salados con bistec de ternera a la plancha.

Domingo

→ **Desayuno:** boniato enfriado con caballa y canónigos. Cúrcuma *latte* con bebida de almendra.

→ **Comida:** ensalada de lenteja roja con pepino, rúcula, queso feta y germinados. Conejo al horno.

→ **Cena:** lasaña de calabacín y calabaza con carne picada de ternera ecológica con lonchas de queso de cabra y gratinado al horno.

Postres

Como ya sabes, la mayoría de las veces los postres empeorarán nuestra digestión y harán que desaprovechemos lo bien que hemos comido; de todos modos, si eres como yo, que me cuesta un montón deshacerme de ellos, te dejo por aquí algunas opciones interesantes para que afecten lo mínimo posible a tu digestión.

- Onza de chocolate mínimo 85 %.
- Infusión de jengibre (con muy poca agua).
- Infusión de *kuzu* y *umeboshi* (con muy poca agua).
- Tres nueces o algún fruto seco, pero en poca cantidad.
- Natillas hechas con bebida de almendra y espesadas con agaragar o *kuzu*.

Snacks

Igual que con los postres, los *snacks* entre comidas también van a dificultar que nuestro sistema motor migratorio se active y que nuestro sistema digestivo pueda hacer la limpieza adecuada. Pero, como en el caso de los postres, si algún día necesitas picar alguna cosita entre horas te dejo algunas opciones saludables.

- Kombucha
- Crudités de verduras
- Huevo duro
- Frutos secos
- Infusión *rooibos*
- Taza de caldo de huesos
- Tostada de castaña o yuca con *tahin*
- Un puñado de frutos rojos

Y aquí terminamos. Es el momento de pasarte la responsabilidad a ti, de que cojas las riendas de tu vida y decidas hacer un cambio de hábitos para mejorar tu calidad de vida, dejar de estar cansada y poder disfrutar de todas las actividades que te apetezcan. Te voy a acompañar los próximos quince días con un *track* de hábitos para que puedas plasmar aquí mismo cómo vas cumpliendo los hábitos y tú misma puedas ver cómo tu cuerpo va cambiando y tu energía sube.

Suplementos básicos para mejorar nuestra energía

Siempre he sido partidaria de obtener el máximo de beneficios sin recurrir a suplementos, pero es cierto que, en muchos casos, resulta complicado. Por eso, en esta última sección sobre cómo poner en marcha tu cambio de vida, te sugiero algunos suplementos respaldados por evidencia científica que pueden ayudarte a mejorar tus niveles de energía. Recuerda consultar a tu profesional de la salud integrativa antes de comenzar cualquier suplementación.

Vitamina D3 y K2 (de octubre a mayo):

- La **vitamina D3** es fundamental para el metabolismo energético, ya que mejora la función muscular y la eficiencia del sistema inmunitario. También regula la actividad mitocondrial, esencial para la producción de ATP, la principal fuente de energía del cuerpo

- La **vitamina K2** actúa en sinergia con la D3, asegurando que el calcio se utilice de manera adecuada, lo que fortalece huesos y arterias, reduciendo el desgaste físico y favoreciendo la recuperación.

Durante los meses con menor exposición al sol, la suplementación es clave para prevenir el déficit de vitamina D, especialmente en mujeres.

Bisglicinato de magnesio

- El magnesio es un mineral esencial que participa en más de 300 reacciones enzimáticas, muchas de ellas relacionadas con la producción de energía. Es indispensable para la síntesis de ATP y la contracción muscular eficiente.

- Además, combate la fatiga al promover un sueño profundo y reparador, crucial para recuperar energía física y mental.

El bisglicinato de magnesio es altamente biodisponible, lo que significa que se absorbe mejor y tiene un menor riesgo de efectos secundarios, como molestias gastrointestinales, en comparación con otras formas de magnesio (óxido o cloruro).

Colágeno

- El colágeno no solo mejora la salud de las articulaciones y la piel, sino que también apoya la recuperación muscular, permitiendo un mayor nivel de actividad física.

- Sus aminoácidos (glicina, prolina y lisina) son esenciales para la regeneración celular, el fortalecimiento de tejidos y la producción de colágeno endógeno.

- Reduce la rigidez y el dolor articular, facilitando el movimiento y mejorando la calidad de vida.

- Además, promueve la salud intestinal, lo que es clave para una adecuada absorción de nutrientes y la generación de energía.

Creatina

- La creatina es uno de los suplementos más estudiados y eficaces para aumentar los niveles de energía muscular, ya que repone los depósitos de fosfocreatina, necesarios para la síntesis rápida de ATP.

- Es especialmente útil durante ejercicios de alta intensidad y esfuerzos cortos, como el levantamiento de pesas o carreras de velocidad, pero también puede beneficiar la función cognitiva y la recuperación en actividades de baja intensidad.

- Mejora el rendimiento físico, la fuerza muscular y la recuperación postejercicio.

- Ayuda a preservar la masa muscular en personas mayores o durante periodos de estrés físico prolongado.

Omega-3

- Los ácidos grasos omega-3 son esenciales para la salud mitocondrial, donde se genera la mayor parte de la energía celular.

- Reducen la inflamación crónica de bajo grado, un factor que contribuye a la fatiga, y mejoran la flexibilidad de las membranas celulares, favoreciendo la comunicación entre células.

- Apoyan la salud cardiovascular, cerebral y muscular.

- Ayudan a reducir el dolor muscular y la inflamación postejercicio.

Glicina

- La glicina es un aminoácido no esencial con múltiples funciones metabólicas. Es un componente clave del colágeno, pero también actúa como un neurotransmisor inhibidor que favorece el sueño profundo y reparador.

- Un descanso adecuado es esencial para regenerar la energía física y mental, y la glicina puede ayudar a regular la temperatura corporal y reducir el insomnio..

- Mejora la calidad del sueño, disminuye la inflamación y apoya la síntesis de glutatión, un antioxidante que protege las células del daño oxidativo.

Track de hábitos para subir tus niveles de energía

Una de las herramientas que más me han ayudado ha sido el *track* de hábitos o el cuaderno de sintomatología cuando aún estaba en mis inicios. Muchas veces pensamos que ya nos acordaremos de todo, pero en cuanto han pasado tres días ya dudas de qué comiste, cómo dormiste o si pudiste ir al baño (es muy importante apuntarlo cuando estamos sospechando de desajustes intestinales). El *track* de hábitos que te propongo no es tanto un diario de síntomas, sino un sitio para pasar cuentas todos los días y al final de la semana hacer una valoración y marcarte objetivos para la siguiente. Te cuento exactamente qué es y cómo lo puedes poner en práctica.

Un *track* de hábitos es una herramienta utilizada para registrar y monitorizar actividades diarias o comportamientos que se desea mantener, adquirir o mejorar. Al utilizar un *track* de hábitos, puedes observar patrones y tendencias a lo largo del tiempo, lo que te ayuda a identificar qué prácticas contribuyen positiva o negativamente a tu nivel de energía y bienestar general.

¿Cómo funciona un *track* de hábitos para calcular tu energía?

1. **Identificación de hábitos:** primero, selecciona los hábitos que deseas monitorear. A continuación, te dejo algunos ejemplos, pero puedes apuntar otros que hemos visto a lo largo del día o que para ti sean importantes.

   - **Alimentación:** si has seguido una alimentación antiinflamatoria, en caso de que hayas hecho alguna excepción, es importante apuntarlo; no pasa nada si te has comido un helado o tomado una copa de vino, pero es importante que quede reflejado.

   - **Hidratación:** cantidad de agua o líquidos consumidos durante el día aproximadamente.

- **Ejercicio:** tipo, duración e intensidad.

- **Dormir:** horas y calidad del sueño; también puedes añadir a qué hora has ido a dormir y cuándo te has levantado.

- **Manejo del estrés:** prácticas de meditación, tiempo de descanso, etcétera.

- **Tóxicos expuestos y evitados:** siempre que sea algo muy relevante que no sea común en tu día a día.

- **Otros:** si has visto el amanecer o el atardecer, si has hecho *grounding*, *journaling*, alguna actividad manual, algún síntoma diferente que hayas notado, todo cuenta y nos da información.

2. **Registro diario:** cada día registra si cumpliste con cada hábito seleccionado y cualquier otra observación relevante. Puede ser útil tener un sistema de puntuación o simplemente marcar los días en los que realizaste cada hábito.

3. **Autoevaluación de energía:** al final de cada día, evalúa tu nivel de energía en una escala del 1 al 10. Anota factores que podrían haber influido en tu energía, como eventos estresantes o un buen descanso nocturno.

4. **Análisis de patrones:** después de unas semanas o meses de seguimiento, analiza los datos recogidos para identificar patrones. Observa qué hábitos están correlacionados con niveles más altos de energía y cuáles podrían estar asociados con niveles más bajos.

5. **Ajustes y mejoras:** utiliza la información obtenida para ajustar tus hábitos. Potencia aquellos que aumenten tu energía y trabaja en reducir o modificar los que la disminuyan. Yo te recomiendo que el domingo por la tarde hagas una valoración de la semana y te propongas objetivos para la siguiente; por ejemplo, si has entrenado dos días, puedes proponerte entrenar tres. Si dos días has dormido muy poco, puedes intentar reconducir tus horarios de sueño.

Sé que al principio parece pesado, pero no lo tendrás que hacer siempre. Ya verás que pronto vas a integrar estos nuevos hábitos en tu día a día y tus niveles van a subir tanto que no te hará falta apuntarlo.

FECHA:	L	M	X	J	V	S	D
Alimentación antiinflamatoria	○	○	○	○	○	○	○
Beber mínimo 8 vasos de agua	○	○	○	○	○	○	○
Ejercicio (tipo, duración, intensidad)	○	○	○	○	○	○	○
Andar 10.000 pasos	○	○	○	○	○	○	○
Descanso (horas y calidad)	○	○	○	○	○	○	○
Contacto con la naturaleza	○	○	○	○	○	○	○
Tomar 20 minutos el sol	○	○	○	○	○	○	○
Agradecer	○	○	○	○	○	○	○
Ejercicios para activar el nervio vago	○	○	○	○	○	○	○
Nivel de energía del 1 al 10	▭	▭	▭	▭	▭	▭	▭

Observaciones:

FECHA:	L	M	X	J	V	S	D
Alimentación antiinflamatoria	○	○	○	○	○	○	○
Beber mínimo 8 vasos de agua	○	○	○	○	○	○	○
Ejercicio (tipo, duración, intensidad)	○	○	○	○	○	○	○
Andar 10.000 pasos	○	○	○	○	○	○	○
Descanso (horas y calidad)	○	○	○	○	○	○	○
Contacto con la naturaleza	○	○	○	○	○	○	○
Tomar 20 minutos el sol	○	○	○	○	○	○	○
Agradecer	○	○	○	○	○	○	○
Ejercicios para activar el nervio vago	○	○	○	○	○	○	○
Nivel de energía del 1 al 10	▭	▭	▭	▭	▭	▭	▭

Observaciones:

FECHA:	L	M	X	J	V	S	D
Alimentación antiinflamatoria	○	○	○	○	○	○	○
Beber mínimo 8 vasos de agua	○	○	○	○	○	○	○
Ejercicio (tipo, duración, intensidad)	○	○	○	○	○	○	○
Andar 10.000 pasos	○	○	○	○	○	○	○
Descanso (horas y calidad)	○	○	○	○	○	○	○
Contacto con la naturaleza	○	○	○	○	○	○	○
Tomar 20 minutos el sol	○	○	○	○	○	○	○
Agradecer	○	○	○	○	○	○	○
Ejercicios para activar el nervio vago	○	○	○	○	○	○	○
Nivel de energía del 1 al 10	○	○	○	○	○	○	○

Observaciones:

FECHA:	L	M	X	J	V	S	D
Alimentación antiinflamatoria	○	○	○	○	○	○	○
Beber mínimo 8 vasos de agua	○	○	○	○	○	○	○
Ejercicio (tipo, duración, intensidad)	○	○	○	○	○	○	○
Andar 10.000 pasos	○	○	○	○	○	○	○
Descanso (horas y calidad)	○	○	○	○	○	○	○
Contacto con la naturaleza	○	○	○	○	○	○	○
Tomar 20 minutos el sol	○	○	○	○	○	○	○
Agradecer	○	○	○	○	○	○	○
Ejercicios para activar el nervio vago	○	○	○	○	○	○	○
Nivel de energía del 1 al 10	○	○	○	○	○	○	○

Observaciones:

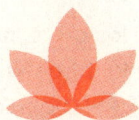

AGRADECIMIENTOS

Es la primera vez que escribo un libro, y sigo sin creérmelo. Y, por lo tanto, es la primera vez que escribo unos agradecimientos. A lo largo de estos capítulos hemos hablado de la importancia que tiene para nuestra salud tener un buen control del estrés, la ansiedad y las emociones. Agradecer es una de las acciones más bonitas que hay; yo lo hago todos los días para mí: doy gracias por una práctica de yoga, un nuevo proyecto, un café bonito con una amiga o simplemente gracias a mi cuerpo por estar aquí y hacer posible que pueda estar escribiendo estas páginas.

Hoy es la primera vez que hago unos agradecimientos públicos y voy a empezar por el principio. Sí es verdad que se me había pasado por la cabeza escribir un libro, aunque, como siempre, pensaba hacerlo más adelante, cuando supiera más, cuando tuviera más experiencia…, pero un día me le propusieron, mucho antes de lo que yo tenía previsto. La primera reacción fue **«¿un libro yo?»**, **«¿qué tengo para aportar?»**, **«¿a quién le interesará?»**. Y después del primer momento pensé **«¿y por qué no?»**. Y ahí tenía claro que si lo hacía quería hacerlo bien y acompañada de los mejores.

Contacté primero con Ferran Casas, que siempre está dispuesto a ayudar en todo momento y que me presentó a quien ha sido mi agente literaria, Sandra Bruna, que creyó en el proyecto desde el primer momento y me acompañó en todo el proceso.

Luego estaba el miedo de la hoja en blanco, y fue en aquel momento que Sandra me presentó a M. J. Bausá, que se convirtió en mi *coach* literaria y me ayudó a perder el miedo a la hoja en blanco, empezar a llenarla y crear unos buenos cimientos para la obra, además de algunos truquillos de escritora experimentada.

Gracias también a mi editora, Núria Oliveres, y a todo el equipo del grupo Planeta (Zenith) por darme *feedback* constructivo en todo momento y ayudarme a sacar lo mejor de mí para plasmarlo en el libro y creer en el proyecto desde el minuto uno.

Tampoco me puedo olvidar de los profesores que he tenido a la largo de mi vida, en primaria, secundaria, bachillerato, el Grado de Publicidad y Relaciones Públicas y, por último, el Ciclo Formativo de Grado Superior en Dietética con Enfoque Integrativo. Hay muchos conocimientos o reflexiones de profesores que han pasado por mi vida que nunca olvidaré y que han aportado su granito de arena a quien soy ahora.

Gracias también a todas las personas que he conocido a través de las redes sociales, seguidoras muy fieles y otras creadoras de contenido que nos hemos apoyado siempre, aprendido las unas de las otras y mejorado nuestro estado de salud y calidad de vida paralelamente.

Si la enfermedad no se hubiera cruzado en mi camino, seguro que no habría escrito este libro y no sería quien soy ahora, ya que, como os he comentado, me cuesta bastante recordar mi vida antes de la enfermedad (siete años). Gracias a mi cuerpo por haber aguantado todos los tratamientos y las veces que lo he maltratado (sin saberlo), y gracias por responder tan bien cuando lo he empezado a mimar y a cuidar.

Gracias a Marc Vergés, por haber sido el primer profesional integrativo con el que me crucé, con el que vi la luz y el camino claro a seguir. Al cabo de unos años tuve la suerte de tenerlo como profesor en mi formación como dietista integrativa, y nunca olvidaré el tiempo que estuve de prácticas pasando consulta a su lado. No puedo estarle más agradecida por acceder a hacerme el prólogo de mi primer libro.

También quiero agradecer a mis entrenadores que me han ayudado a superar mis barreras pensando que no podría hacerlo, me han adaptado todos los ejercicios y me han demostrado que con constancia se puede conseguir lo que te propongas. Gracias a Christian, Carol, Bibi y Toni.

Y ahora sí, en un terreno más cercano, gracias a mis padres (Albert y Montserrat) por cuidarme y buscar lo mejor para mí en todo momento. No me puedo imaginar lo mal que lo pasaron, el sufrimiento, la desinformación, así como la fuerza que necesitaron para surfear todos los momentos de incertidumbre, sobre todo en los inicios de la enfermedad. Y más adelante, por apoyarme y ayudarme con el cambio de estilo de vida en todo momento.

Y por el camino tuve la suerte de cruzarme con Víctor, el que es ahora mi marido, a quien nunca le asustó la enfermedad, que siempre me ha ayudado en todo y lo sigue haciendo. Gracias por las miles de veces que me ha ayudado a ponerme los calcetines o los zapatos, y que ha entendido que estuviera cansada y que necesitase tumbarme en el sofá. Por respetarme y ayudarme cuando decidí hacer un cambio de estilo de vida radical, en el que no siempre todo fueron buenos momentos. Y, por último, gracias por apoyarme en el proceso de escritura del libro, sobre todo en fines de semana, vacaciones o puentes en familia.

Gracias a mi amigo, compañero de universidad y de negocios David, por apoyarme en todo el momento de cambio y poner siempre todo de su parte para que yo pudiera cumplir mis deseos de dedicar parte de mi tiempo a la divulgación y a la creación de contenido sobre el estilo de vida antiinflamatorio.

Gracias a mi mejor amiga, Marta. Nos conocimos a los tres años y siempre hemos estado unidas. Vivió toda mi enfermedad desde el principio y nunca se separó de mi lado, me ayudó en todo lo que pudo, desde darme la mano para levantarme del suelo hasta explicarme lo que necesitara de los estudios, venir a verme al hospital o preguntarme cómo me encontraba. Quien tiene una amiga así tiene un tesoro.

Y, por último, gracias a ti, lector o lectora, que tienes este libro en las manos. Espero que te pueda ayudar a mejorar aunque sea un poco tu calidad de vida, que puedas disfrutar más, encontrarte mejor, recuperar tu energía y ser más feliz.

Y si quieres seguir practicando una vida antiinflamatoria te animo a unirte al Club.

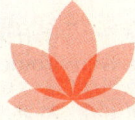

BIBLIOGRAFÍA

Arponen, Sari, *El sistema inmunitario por fin sale del armario: vive una vida plena, larga y saludable*, Barcelona, Alienta, 2022.

Benzaquen, Eugenia, *Vivir así... no es normal: cuando tus malestares «inexplicables» son principalmente a causa del estrés, y cómo puedes ayudarte a solucionarlo*, autoedición, 2023.

Blackburn, Elizabeth, y Epel, Elissa, *La solución de los telómeros: aprende a vivir sano y feliz*, Barcelona, Debolsillo, 2018.

Campbell, T. Colin, y Campbell II, Thomas M., *El estudio de China*, Málaga, Sirio, 2021.

Cases, Ferran, *Bye bye ansiedad*, Madrid, Edaf, 2019.

—, *El pequeño gran libro de la ansiedad: una guía práctica para vencerla paso a paso*, Barcelona, Diana, 2023.

Clear, James, *Hábitos atómicos: cambios pequeños, resultados extraordinarios*, Barcelona, Diana, 2020.

Cuevas, Olga, *El equilibrio a través de la alimentación: sentido común, ciencia y filosofía oriental*, autoedición, 1999.

Fernández, Álex, *Baños de bosque, una propuesta de salud*, Zaragoza, Instituto DKV de la Vida Saludable, 2017.

Fernández, Odile, *Hábitos que te salvarán la vida: cómo controlar la inflamación, los picos de glucosa y el estrés*, Barcelona, Planeta, 2023.

Hof, Wim, *El método Wim Hof: Trasciende tus límites, activa todo tu potencial*, Móstoles, Gaia, 2021.

Inchauspé, Jessie, *La revolución de la glucosa: equilibra tus niveles de glucosa y cambiarás tu salud y tu vida*, Barcelona, Diana, 2022.

Myers, Amy, *La solución autoinmune: prevenir e invertir el espectro de síntomas y enfermedades autoinmunes*, Madrid, Edaf, 2016.

Noguera, Montserrat, y Solanas, Padma, *La fuente de la salud: una aproximación a la medicina integrativa,* Barcelona, Paidós, 2015.

Twogood, Daniel A., *No Milk: a Revolutionary Solution for Neck Pain, Back Pain and Headaches,* California, Wilhelmina Books, 1991.

Valenzuela, Antonio, *Activa tus mitocondrias: el secreto para una vida más longeva,* Barcelona, Alienta, 2023.

—, *Hijos de la adversidad: Cómo fortalecer tu salud a través de hábitos ancestrales,* Barcelona, Alienta, 2022.

Vázquez, Marcos, *Vive más: reduce tu edad biológica y aumenta tu vitalidad,* Barcelona, Grijalbo, 2023.

Vergés, Marc, *Desinflámate: todo lo que debes saber para tener una salud óptima y ralentizar el envejecimiento,* Barcelona, Grijalbo, 2022.

—, *Come y desinflámate: consejos y recetas para desinflamar el cuerpo y la mente,* Barcelona, Grijalbo, 2024.

Whitten, Ari, y Leaf M. S., Alex, *Eat for Energy: How to Beat Fatigue, Supercharge Your Mitochondria, and Unlock All-Day Energy,* Carlsbad (California), Hay House LLC, 2022.

Yáñez, Àlex, *Los 100 mejores suplementos y alimentos que cambiarán tu vida: descubre qué beneficios aportan y qué dolencias ayudan a combatir,* Barcelona, Amat, 2021.